好爸妈会推拿

王立新 著

科学技术文献出版社
SCIENTIFIC AND TECHNICAL DOCUMENTATION PRESS

 博集天卷
CS·BOOKY

图书在版编目（CIP）数据

好爸妈会推拿 / 王立新著. —北京：科学技术文献出版社，2018.9
ISBN 978-7-5189-4259-6

Ⅰ.①好… Ⅱ.①王… Ⅲ.①小儿疾病—推拿 Ⅳ.① R244.15

中国版本图书馆 CIP 数据核字（2018）第 084401 号

好爸妈会推拿

策划编辑：王黛君　　责任编辑：张凤娇　　责任校对：文　浩　　责任出版：张志平

出　版　者	科学技术文献出版社	
地　　　址	北京市复兴路15号　　邮编　100038	
编　务　部	(010) 58882938，58882087（传真）	
发　行　部	(010) 58882868，58882870（传真）	
邮　购　部	(010) 58882873	
官方网址	www.stdp.com.cn	
发　行　者	科学技术文献出版社发行　　全国各地新华书店经销	
印　刷　者	北京中科印刷有限公司	
版　　　次	2018 年 9 月第 1 版　　2022 年 1 月第 2 次印刷	
开　　　本	710×1000　　1/16	
字　　　数	187千	
印　　　张	17.25	
书　　　号	ISBN 978-7-5189-4259-6	
定　　　价	58.80元	

序

我本来就喜欢孩子，自从有了孙女，就更加对孩子怜爱有加。尤其孩子患病后的那种无助和软弱的眼神，会直接秒杀我的小心脏！最近几年，我每年都要抽出一点时间去贫困地区义诊。总能看到一些爷爷、奶奶抱着脑瘫的孩子来求医。在贫困地区，父母生下脑瘫的孩子，高额的医疗费，长时间的治疗方案，都使得父母无法承担，不得已远走他乡打工挣钱，把孩子扔给年迈的爷爷、奶奶抚养。然而，老人们既无经济来源，又无医疗知识，含辛茹苦地只是喂养，没有任何治疗，只能任孩子瘫痪下去直至并发症而死亡。但对于仅去一次义诊的医生来说，除了帮助确立诊断，再无更多的时间和良策了。每当看到祖孙绝望无助的眼神，我的心也被深深地刺痛了！

现代化的科技发展，让我们更多地相信大型检查设备和各种化验，更多地相信药物、输液、手术等手段，更多地相信大医院和"专家"。但是，当面对一个幼小生命稍有不适的时候，你忍心把他塞进那黑洞洞的机器里吗？你忍心给他左抽一管血，右扎一根针吗？无论是城市还是农村，我们都需要简便易行的适宜技术。

前几天我在飞机上遇见一名高热寒战的病人，飞机上除了血压计和体温计什么也没有。我一直在给他按摩合谷、内关、曲池等穴位，空姐给他按摩耳穴神门，让他逐渐安静下来。当时我就向空姐们建议，学习一些针灸、按摩的适宜技术，可以在飞机上或旅途中帮助到别人。如果在家里，也可以普及一些像针灸、推拿等来对孩子进行保健和治疗。正在此时，欣闻王立新主任即将出版《好爸妈会推拿》一书，主要介绍了小儿推拿的常用手法和自己临床总结出的特色手法，针对小儿常见病症及部分疑难杂症的推拿治疗，每个手法操作和穴位都有真实配图，而且附带二维码，扫描可以看到动态操作方法，每种疾病都会有温馨提示和家庭食疗小妙方，适合家长、推拿专业人士和爱好者参阅。其中，最令人欣慰的是书中还特别谈到脑性瘫痪的按摩。

脑性瘫痪又称小儿脑瘫，是指小儿在发育完成之前，也就是在胎儿期或婴儿早期由于多种原因而使尚未成熟的大脑受到损伤所留下的后遗症，如早产、难产导致的缺氧缺血性脑病，高胆红素血症，颅内出血等都是常见原因。其主要表现特点是非进行性中枢性运动功能障碍及姿势异常。有些小儿也会伴有智力发育落后，癫痫，言语障碍，听力、视力障碍以及学习困难等。对于这类脑组织已经损伤的孩子，彻底治愈的可能性很小，但早期治疗却能极大改善孩子的运动功能，让他们能融入社会，自食其力。

　　小儿的大脑在出生后发育并不完全，具有很大的可塑性。及早发现孩子有脑瘫的表现就可以早期干预，会有较好的效果。

　　干预手段有按摩、针灸、康复、注射肉毒素、手术矫形、脊髓后外侧束切断术等。在这些治疗方法中，只有按摩是患儿最早期使用的方法，也是贯穿患病各年龄段最有效的治疗方法和辅助手段。

　　王立新主任是中医出身，在长年的工作中也融入了西医的解剖。在他的《好爸妈会推拿》一书中，按摩的手法既有按中医经络学的脏腑辨证，也有西医神经、肌肉、骨骼、肌腱的解剖定位。中西医结合的理念在小儿脑瘫的按摩技术上真是高度地统一了。他集自己20年的经验，治疗了上万例患儿，积累了丰富的经验。如今他把自己的经验汇集成书，既有文字描述，又有视频显示，真可谓是文图并茂了。

　　不知不觉，我的思绪不禁又联想到那遥远的山区农村，不知那些家长和村医们可否得到这本书？可否能帮助到那些可怜的孩子？孩子是我们最牵挂的人，也是我们最应该帮助的人，感谢王立新主任为孩子们做的贡献，愿天下的孩子们都健康平安！

中国医师协会副会长　　凌锋

自序

我们迎来了全民大健康甚至全世界大健康的时代，这是人们的物质生活基本得到满足后，开始追求精神世界和高品质生活的一种必然趋势。我们感恩丰富的物质资源带给我们的享受，但我们也在面临着挑战，尤其是作为小朋友的爸爸、妈妈们。因为作为成年人，我们需要更丰富的知识、理念和生活技能去提升我们的生活品质。作为家长，我们不仅要让孩子吃饱穿暖，拥有高智商、情商，在他们不听话、不爱吃饭、睡觉不踏实，甚至感冒、便秘、拉稀时，我们还要具有健康的智慧，能够做到临危不乱，理智应对。简而言之，做个好父母，想让孩子拥有美好的未来，除了教育更要有健康。

在培养孩子方面，让健康与教育融合，我觉得不是什么趋势，而是一种必然存在的方式。教育首先需要健康，而健康又需要教育去引领、渗透。我们现在所做的中医文化进校园、企业、家庭等，表面上看是为了普及中国传统医学文化，实际上，这样的活动也是在迎合现代人们生活方式的需求。大家拥有健康智慧，并不意味着要去当医生。我认为，多掌握一些健康生活的理念和方法，对我们育儿来说是至关重要的，它会在无形中影响和指导孩子，以及家庭日后的生活。

我做了 20 年中医，利用推拿手法先后治疗了上万名患儿，疗效得到了家长的肯定。如今，我总结了一些体会和经验集结成书，在诊室之外，想跟大家分享一些在生活中如何处理小朋友们患有常见疾病和疑难杂症的办法。本书从浅显易懂的疾病基本知识到详细的操作技巧，再到生活调养都做了具体介绍，力求简单实用。对于小儿推拿，手法是技巧，但您不需要担心学习太难。因为想为孩子推拿不需要太过苛求，稍稍用心，积极主动地去做，相信大家都能做得很好。我的手法操作技巧强调四个字"轻、柔、深、透"。"轻"，是指操作时孩子放松，操作者放松，推拿动作要轻，不宜重；"柔"是指操作者手法不僵硬、生硬，而是要柔软、柔和、柔顺，以调和、通畅为目的；"深"并不单指深度，主要是指推拿要适达病所，手法力度大小要和病情轻重的深浅相一致；"透"是深度的延展，要求推拿持续，彻底，不能半途而废，以达到气机通顺、调和之目的。就本书内容而言，对于医者可作为临床治疗参考，对于家长朋友们来说可以作为育儿的好伙伴，给身为爸爸或妈妈的读者一定的指导。此外，需要提醒读者朋友们，在遇到不太理解的疾病问题时，应积极主动地向专业人士请教，及时就医，以免造成误判，延误病情。

此书的顺利出版主要得益于科学技术文献出版社老师们的辛苦工作，同时还有中国中医科学院针灸研究所北京国际针灸培训中心、北京苹果树教育集团、西藏奇正藏药股份有限公司、北京博爱瑞康医疗技术有限公司等单位的鼎力支持，以及凌锋教授、徐曼、王倩、王尹博、王鹏、姜海仙等老师们的积极参与和帮助，尤其感谢两位参与拍摄的小朋友和家长的共同配合。在此深表感谢！

让我们共同努力为孩子们的健康成长尽职尽责！

目录

第1章

为孩子了解小儿推拿

第 4 章

家庭推拿，疑难杂病不用愁

附

小儿生病最让家人头痛的是：服药困难，针刺怕疼。而拥有悠久历史的小儿推拿（古称小儿按摩）能够疏通经络，调畅气血，不仅能达到治疗疾病的目的，还能益智强身，因此，这种疗效显著、无痛苦的推拿方法在小儿疾病治疗中备受推崇，被誉为"绿色疗法"。

第 **1** 章

为孩子
了解小儿推拿

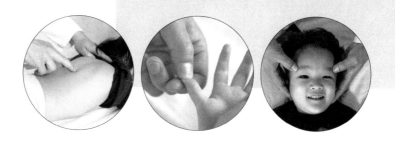

重新认识孩子的身体

小儿从胚胎形成、出生到青春期（18岁），体形和生理功能都处在生长发育阶段，是一个量变到质变的过程。但不同年龄段小儿的生长发育特征、生理、病理变化等方面又各有其特点。因此，一般将小儿时期划为胎儿期、新生儿期、婴儿期、幼儿期、学龄前期、学龄期、青春期七个阶段，有利于指导小儿各个时期的养育护理以及疾病的预防和治疗。

1. 胎儿期 人们通常说的"十月怀胎"是从受孕（受精卵形成）至胎儿娩出后断脐共约280天（40周），这段时间即为胎儿期。胎儿期又分为三个阶段：前12周为妊娠早期（胚胎期），应避免感染、药物、营养缺乏、过度劳累、接触化学物质和放射线等易造成先天性畸形的致病因素。13周到28周为妊娠中期，此期间胎儿体格生长和脏器发育迅速。29周至40周为妊娠后期，胎儿肌肉生长和脂肪积累较快，体重增加明显。

2. 新生儿期 自新生儿脐带结扎到生后28天。新生儿离开母体后，短时间内对外界环境的适应能力较差，脏器的发育和功能尚不完善，因此，这一时期的喂养、睡眠等新生儿保健护理极为重要。

3. 婴儿期　出生 28 天后到 1 周岁是婴儿期。这一生长周期的小儿随着对外界环境的适应能力增强，生长发育较为迅速。至 1 周岁时，一般体重会增加到出生时的 3 倍，身长增加到 1.5 倍。但脾胃的消化能力仍不完善，加之源自母体的免疫能力的逐渐消失，肺气的卫外能力不足，抗病能力不强，故家长应注意合理喂养、适当晒太阳、按时进行预防接种等。

4. 幼儿期　1 周岁到 3 周岁是幼儿时期。孩子在此时期体格生长速度相比婴儿期有所放缓，智力发育较为迅速，小儿开始独立行走。然而危险意识和自我防护能力较弱，家长应注意避免意外事故的发生。

5. 学龄前期　3 周岁至 7 周岁为学龄前期（幼童期）。此阶段的小儿模仿能力和好奇心较强，智力语言发育日趋完善，可塑性强。家长应逐渐培养孩子良好的基本素质，以利于身心健康。

6. 学龄期　自 7 周岁至青春期前（男孩 13 岁，女孩 12 岁）为学龄期。孩子在这个时期除生殖系统外，脏器发育已接近成年人，智力发育更为成熟，独立思考、控制、分析、判断能力增强。家长应注重德、智、体、美、劳全面发展，引领孩子快乐健康地成长。既要鼓励其积极努力学习新的知识，又要保证足够的睡眠时间和充足的营养，同时也要注意其情绪和行为的变化。

7. 青春期　男孩从 13 ～ 20 岁，女孩从 10 ～ 18 岁为青春期。这个时期的孩子体格的生长出现第二次高峰，生殖系统的发育速度加快并日渐成熟，同时也是心理变化较大的时期。家长在这个时期应对孩子的生理、心理进行正确引导，尤其要关注道德、品质的教育。

很多人奇怪，导致小儿出现病症的原因和成人基本相同，但为什么发病情况和容易感染的程度却有明显差异？究其原因，是小儿时期的生理发育特点所决定的。

给大家举一个很有意思的例子。因为小儿的生长发育有一定的过程和规律，为此古代医家提出"变蒸"之说，认为初生婴儿到周岁时由于生长发育的旺盛，其骨脉、五脏六腑、神智都在不断变化，蒸蒸日上，逐渐向健全方面发展，在此时期，小儿如出现低热或汗出等症而无其他病态表现者，称之变蒸。通俗讲，就是孩子在成长变化中的单纯发热称为变蒸，俗称"烧长"或"生长热"。《诸病源候论》认为："小儿自初生起，三十二日为一变，六十四日为一蒸。""变者变其情智，发其聪明""蒸者蒸其血脉，长其百骸"。这个观点很像民间所说：小孩发一次烧是长一次脑子，还长个儿，不发烧长不大。在此，况且不论这个观点是否科学，单看孩子发育过程中的发热现象，就能反映出孩子体质的特殊性或独特性。

总的来说，小儿时期在生理上的特点表现为：一是脏腑娇嫩，形气未充，即身体的结构与机能尚未成熟和完善；二是生机蓬勃，发育迅速，即生长发育非常旺盛。下面就让大家详细了解一下，相比成人，孩子五脏的特点：

1. 肝常有余　一是说小儿生长发育迅速、旺盛，肝气充盛，其他脏腑又有赖于肝阳生发之气才得以生长，是相对有余，其实在结构和功能上尚未发育到真正的成熟阶段；二是指小儿在出现病理状态时容易引发肝阳上亢，肝风内动、肝火上扰、肝气横逆等虚证或实证。

2. 脾常不足　一是脾胃之体尚未发育成熟，功能尚待完善。其受纳、消化、吸收、传输等功能还不能很好地适应身体迅速生长发育的节奏；二是容易出现喂养不当，小儿饮食不能自控，易引发脾胃疾患；三是因为脾常不足的特性，小儿时期易患饮食停滞，气血两虚等病证。

3. 心常有余　一是指小儿肾阴之水不足，不能克制心肝之火，心肝之火容易亢盛；二是小儿气血发育尚不成熟，心主血脉，藏神功能也显稚弱，因此其有余仍是相对而言，并不是真正的成熟、完善和强实；三是临床上容易出现心火上炎、心火亢盛之证。

4. 肺常不足　一是肺本身的组织结构和功能发育尚不完善，对外部气候变化的调节能力不足；二是肺为五脏最高，主一身之皮毛，外邪侵袭首先犯肺；三是容易出现咳嗽、感冒、喘咳、肺炎等肺部疾病。

5. 肾常不足　一是脏腑和气血的发育尚不充实，肾之精气不旺，而骨骼、牙齿、耳、脑髓、毛发等的生长发育又有赖于肾之精气的充养；二是肾之精气往往与生长发育的速度不相适应，这是因为肾气主要依靠机体所摄入的营养来滋养方能逐步得到强盛；三是病理上容易出现五迟、五软、五硬，也就是脑性瘫痪疾病，以及佝偻病、解颅（小儿囟门应合不合，反而宽大）、胎怯（低体重儿）、胎弱（发育障碍）等肾精亏虚疾病。

了解了小儿时期五脏发育的特点，下面再介绍一下孩子发病上的特点：

1. 患病容易，病情变化迅速。这是因为小儿对疾病的抵抗力低，易患病且变化无常。

2. 脏气清灵，易趋康复。小儿患病后若治疗及时、得当，恢复较迅速。

3. 小儿常表现为阳常有余，阴常不足，外易为六淫（风、寒、暑、湿、燥、火）所侵，内易被饮食所伤。临床发病以肺、脾二脏居多，病因单纯，极少受七情（喜、怒、忧、思、悲、恐、惊）影响。

细说小儿常见致病因素

　　通常情况下，年龄的大小决定了容易患病的概率和病变程度的轻重，年龄越小的孩子对风、寒、暑、湿、燥、火等外来邪气的易感程度越高，并且出现乳食积滞的情况越多。先天禀赋不足是小儿特有的发病原因，病情往往较为复杂，治疗方法和疗效更是我们需要关注、探索的焦点。

　　引发小儿病证的原因错综复杂，在临床上我们大致分为感受外邪、内伤乳食和先天禀赋不足三个方面。

　　1. 感受外邪　外感致病因素主要有两种，一是由于小儿"脏腑娇嫩，形气未充"，对外来六淫（风、寒、暑、湿、燥、火）之邪气的自我调节和抵御能力不足，因此容易被风寒或风热等所伤，引起肺系疾患。风、寒、湿或风、湿、热三种邪气夹杂，易导致痹证。小儿属纯阳之体，六淫所伤极易转化为火和热，故感受外邪以热病多见；二是受疫疬之邪（传染性较强的疾病）所伤，由于小儿体形和脏腑功能尚处在完善过程中，御邪能力不足，往往会成为疫疬之邪的易感人群，而造成疾病的发生和流行。

2. 内伤乳食 小儿的脾胃之气常不足，若饥饱无度、饮食不节、喂养不当、营养不均衡、挑食、偏食……则会损伤脾胃或影响脾胃功能，引发脾胃病证。此外，过食生冷寒凉之品易伤及阳气；过食辛辣热之品易耗阴；过食肥甘厚腻之品易伤脾；少食蔬果易出现便秘；食入被污染、变质等不清洁的食物，易引起腹痛、腹泻等胃肠道疾病。

3. 先天禀赋不足 父母的基因异常可引起小儿先天性畸形、生理缺陷或者代谢障碍。若孕母体质虚弱、饮食不规律、营养不充足、情志失调、劳逸失度、感受外来六淫之邪等，均可能影响到胎儿的健康。当然，早产、过期产和分娩时出现的难产、产伤、新生儿窒息、缺氧、巨大儿、低体重儿、感染等则是小儿出生后导致疾病的常见原因。

除了以上三个主要致病因素，激素、抗生素、免疫抑制剂等的不正确使用，也会给儿童身体造成各种损害。另外中药当中，长期过量食用大辛、大热、苦寒、峻猛、毒性较大之品，也会损伤儿童正气，从而易患疾病。

推拿奇效，中西医有话说

小儿推拿是在我国传统医学的基础理论指导下，根据小儿的生理和病理特点，在其体表的穴位、肌肉或关节进行手法操作，以达到防病、治病、保健的目的。这样的"绿色疗法"可以让孩子免除吃药、打针、输液的痛苦，可谓中医疗法中的一绝。具体来说，在中医眼中它具有以下几种功效：

1.调整脏腑　推拿手法可刺激相应的体表腧穴（人体上的穴位的统称）、压痛点，再通过经络的传导与连属作用，来调节内脏功能活动，治疗疾病。实践证明，寒、热、虚、实之症，只要治疗部位选择精准，手法运用合理适度，恰到好处，均可起到良好的调整脏腑的作用。

2.疏通经络　脏腑生理功能的原动力是经气，其偏盛或偏衰直接反映了脏腑功能的强弱，推拿治疗可作用于体表的经络腧穴之上，并刺激经络，起到激发和调整经气的作用，再通过经络影响到所连接的各脏腑、组织、四肢关节的功能活动，以调节机体的病理状况，达到疏通百脉，安和五脏，恢复人体正常生理功能的目的。

　　3. 行气活血　推拿手法通过直接刺激体表肌肉经络穴位等，可使局部毛细血管扩张，解除或缓解肌肉血管的痉挛，促使经脉畅通，血液循环增速，因此具有调和气血，促进气血运行的作用。

　　4. 理筋整复　对于劳损、骨缝错位、小关节紊乱等，通过推拿手法治疗可以进行理筋整复，纠正异常解剖位置，使组织各守其位，有利于缓解软组织痉挛和整复关节紊乱。

　　而在西医，随着对推拿进行的研究越来越多，以下几大功效也被越来越多的人认可：

　　1. 调节功能　推拿治疗的特点之一就是根据中医经络学说，循经取穴，用手法刺激某些穴位进行治疗，达到调节机体功能的目的。有文献报道：用较强的力度刺激合谷和足三里穴 1 分钟，可出现大脑皮层抑制过程增强的表现，能起到很好的镇静作用。而在颈部用以轻揉的手法按摩，同样可以达到解除大脑紧张和疲劳的效果。

　　2. 增强抗病能力　临床发现，推拿手法治疗有增强抗病能力的作用。用双手拇指在背部两侧自上而下平推 10 分钟，前后对比，白细胞总数平均增加 19.7%。

　　3. 调节血液循环　推拿后可使局部皮肤温度升高，毛细血管扩张，同时对肢体远端部位的皮温也有一定的影响，这与反射性调节全身血液循环有关，因此用于治疗损伤、高血压病等疾病有一定疗效。

　　4. 正骨复位　因有关组织解剖位置的失常而导致的疾病，均可通过推拿的直接作用加以纠正，如骶髂关节错位、肌腱滑脱等，中医亦称拨乱反正。

　　5. 解痉镇挛　疼痛的原因，部分是因为肌肉痉挛而引发，如能解除痉挛，疼痛则可以减轻，关节运动也可以恢复。推拿按照不同的肌肉解剖情况施行相应的手法，可以达到解痉镇挛、减轻疼痛的目的。

疾病来了，是否推拿要筛选

人们常说："有病乱投医"，孩子生病大人常常会失去理智，由着自己的经验来，比如家长们知道推拿能治很多常见病，也能治很多疑难杂症，所以孩子一有病就来推拿。父母的爱是无限的，但推拿的治疗范围是有限的，不能包治百病，这一点需要我们客观看待。下面我就介绍一下，哪些情况下适用推拿来进行治疗，哪些情况下，如果使用推拿方法治疗，疗效就没有那么明显，需要家长选择其他治疗方式。

推拿适应证

1.一般发热类疾病　感冒、发热、咳嗽、支气管炎、哮喘、咽喉炎等病症。

2.消化系统疾病　呕吐、腹泻、厌食、疳积（以神萎、面黄肌瘦、毛发焦枯、肚大筋露、纳呆便溏为主要表现的儿科病证）、消化不良、便秘、腹胀、腹痛等症。

3.儿科杂病　遗尿、夜啼、口疮、牙痛、汗症、多动症、近视、癫痫、肌性斜颈、臂丛神经损伤、脑性瘫痪、神经麻痹、生长痛等病症。

4. 损伤 闭合性软组织损伤（肌肉、肌腱、韧带）及各类运动损伤（跌打损伤），通过推拿手法治疗同样疗效显著。

此外，推拿手法也可以起到预防疾病和强壮身体的作用，能够促进小儿生长发育、健脑益智、增进食欲、帮助消化吸收、提高机体免疫力。

小儿推拿适用年龄，通常大家认为新生儿到 7 岁是小儿推拿的黄金年龄，我觉得 3 岁以下婴幼儿更为适用。

推拿禁忌证

1. 急性传染性疾病，比和肝炎、肺结核病、猩红热、水痘等。

2. 出血性疾病、正在出血部位及内出血等。

3. 化脓性关节炎、骨与关节结核。

4. 烧伤、烫伤、皮肤破损及开放性损伤的部位。

5. 各种皮肤病的患处。

6. 骨折早期和截瘫初期。

7. 较为虚弱的危重病患儿和严重的心、肝、肾脏疾病。

8. 对于不能明确诊断或不知道其治疗原则的疾患。

理想疗效，全靠这些细节

孩子皮肤柔嫩，加之语言表达能力有限，家长在给孩子推拿时首先应避免给孩子的身体造成伤害。其次，才能考虑疗效。这样能让孩子在享受中防治疾病，家长也能体会推拿给孩子、家庭带来的幸福。为了做到这样的效果，我总结了一些推拿注意事项，希望能给大家带来帮助。

1. 选择适合的推拿手法 根据小儿病情选择相应的推拿治疗手法，是治疗中的重要原则。

2. 评估病证，制定方案 治疗前首先要对病证充分了解和评估，制定出相应的治疗原则、计划和疗程，确定正确的治疗方法和重点治疗部位。

3. 掌握力度和频率 手法操作时应掌握适当的力度和频率，若刺激量不足，疗效不明显；刺激量强度过大，会给小儿带来损伤。初次尝试推拿治疗的儿童，不宜使用较重或刺激性较大的手法，以避免出现对手法治疗产生紧张感或不接受情绪。幅度和频率也要由小到大、由慢到快，尤其是活动关节时不宜超过正常生理活动范围和角度。

4. 避免冲击性动作 在运用刺激量较大、较重的手法治疗时,要有节律性,要避免突然性冲击动作。每一个手法的操作都要保持适度,力度要逐渐增加,刺激量要掌握在小儿能够承受的范围之内。

5. 多手法配合,提高疗效 推拿手法治疗一般情况下每天一次,每次操作 15 ～ 30 分钟。其中推、揉类的手法次数要多,摩法时间稍长,掐法运用时应偏重、快、少。掐法后最好加以揉法,或按揉、点揉、点按、滚揉等手法,多手法配合运用,不仅会增加孩子的舒适感,还能提高疗效。

6. 注意用力顺序 穴位的点按或点揉以及其他手法操作时,用力的方式、顺序多宜采用轻——重——轻的操作循环模式,切忌用力过猛、过快,尽量保持适中的刺激强度和刺激量。

7. 注意点穴方式 穴位的点按和点揉操作在治疗小儿病症时应用广泛,因此点穴的方式极为重要。点穴应讲究“得气”“火候”(即出现酸、胀、麻的感受),这样才能起到“直达病所”的作用。点按时间一般为 30 秒,点按时手指要缓慢向下用力。“得气”后缓缓抬起手指,切忌快速猛抬。点揉穴位时应依照“顺补逆泻”的原则和方法。穴位点按力求准确,但无须过分苛求,应做到精力集中。

8. 区别于成人手法 小儿推拿手法与成人推拿手法区别较大,如小儿的推法是以拇指指腹或食、中指指腹向一个方向推抹,又或者用双手同时向反方向直线分推。而成人的推法则是以拇指指端着力,以拇指末节做屈伸运动,逐渐向前移行,两种推法无论是手势和手感上都截然不同。

另外,小儿皮肤娇嫩,肢端短小,不太容易配合,因此要求操作者应熟练掌握手法技巧,才能减少孩子的不适感,节约时间,内呼外应,达到疗效显著的目的。

9. 关注小儿心理 推拿过程中应充分考虑到小儿的心理特点,对于年龄较小的孩子，应将逗引参与到施术之中，以消除其紧张情绪，使孩子与操作者更好地配合，得到最理想的效果。

10. **关注小儿体位** 操作时小儿体位的选择也很重要，恰当的体位有助于消除紧张，缓解肌肤痉挛、关节过度僵硬。也有助于区别生理性或病理性改变，能够更准确、有效地判断和治疗。必要时应请另外一个人协助，比如，仰卧位治疗一侧下肢时，另一人应尽量协助固定小儿另一侧下肢，使之平伸。俯卧位时，尽量将臀部放平，下肢伸展。

11. **关注小儿反应** 操作者应精力集中，聚精会神，时刻关注小儿的面部表情及身体反应，并随时进行询问，如出现疼痛、表情紧张、面色苍白、恶心、头晕时要立即暂停治疗，时刻注意自己的手感和孩子的动态反应。每一个手法的刺激，如能出现预期的效应，则疗效最佳。

12. **关注小儿现状** 对于困倦、饥饿、过饱、疲劳虚弱的小儿进行推拿治疗时，手法力度要轻柔或者暂不做手法，待进食半小时或体质恢复后再予治疗。

13. **不要仓促治疗** 对于外伤、肿痛较重者，如疑似骨折时在未查明和确认之前，不要仓促地进行推拿治疗，以免出现骨伤加重，造成不良后果。

14. **注意清洁卫生** 操作者应勤剪指甲，并于治疗前后清洁双手，以避免损伤小儿皮肤和交叉感染。另外，小儿被治疗的部位也应保持清洁，一般情况下主张裸露治疗部位，既可增加操作者的手感，也可便于观察病变部位和及时发现推拿手法所禁忌的病症。

15. **穴位无性别之分** 推拿上肢部的穴位时只需选择一侧上肢即可，无男女左右之分，其他部位的两侧腧穴，都可以治疗。

巧用介质，让推拿更轻松

在做推拿手法过程中，为了减轻对孩子局部皮肤的摩擦，减少皮损等，我们除了要掌握精准的手法外，还可以使用一些介质进行辅助操作，同时也能起到提高疗效的作用，这些介质不用专门到外面购买，我们身边就有很多，如：

1. 葱汁、姜汁、藿香汁、香油、冬青膏等属温热散寒之品，可用于治疗寒证。

2. 滑石粉、薄荷汁、清泉水等有清凉退热作用，可用于热证的治疗。

3. 药酒、芝麻油等属滋补之品，可用于辅助治疗虚证。

4. 鸡蛋清、红花油等具有清和泻的作用，可用于实证的治疗。

5. 四季均可使用的中性介质如滑石粉、爽身粉、乳液等。

6. 白酒或药酒可治疗麻木、手足拘挛、局部瘀血等病症。

很多人看中医师在做推拿的时候，手法如行云流水，顺畅、自然、柔和、有渗透力，看似很简单的一推一揉就将病痛轻松解除了。做推拿，难道真的这么简单吗？其实不然，推拿手法变化多端，简单的点、按、揉都蕴藏着中医理论、技巧还有医生的责任感。不同疾病，使用手法的差异都会让疗效大相径庭。如果你也想跟我一样做到手到病除，那么，从现在开始，跟我一起从简到繁学习推拿手法，坚持练习之后，会让你在面对各种疾病时得心应手。

微信扫一扫，跟专家学推拿

第2章

手法是
推拿的基础

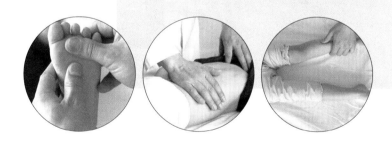

基本推拿手法，动作单一却不简单

基本推拿手法包括推、拿、捏、揉等，动作简单易学，如果加上一些技巧会让疗效明显提高，大家操作时也会更有信心。为此，我将自己多年的经验总结如下：

1 \ 推法 /

用手指、掌、肘部在一定部位或穴位上做单方向推动的手法。

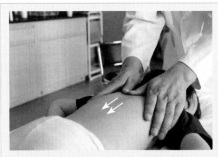

(1) 直推法

用拇指指面或食、中二指指面在穴位上做单方向直线推动。

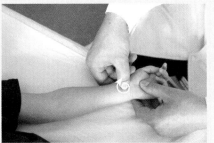

(2) 旋推法

用拇指指面在穴位上做顺时针方向的旋转推动。

(3) 分推法

用两手拇指或食、中二指指面自穴位向两旁分向推动，又称为分法。

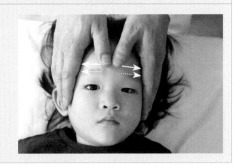

功效 推法具有活血化瘀的作用，能够促进血液循环，适用于全身各部位。

注意事项 推法操作时一般需使用介质，要有节律性，用力要柔和、均匀，且只在皮肤表面进行操作，不可推挤皮下组织。

2 \ 拿法 /

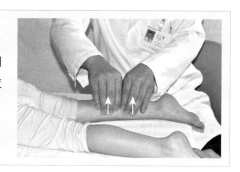

用拇指和食、中两指相对用力，或用拇指与另四指相对用力，在一定部位或穴位，进行有节律地提拿的手法。

功效 拿法具有舒筋活络、解痉止痛的作用，常用于颈部、肩部、背部及四肢部位。

注意事项 操作时用力要由轻到重，手法缓和且具有连贯性。切忌不可用手指抠抓皮肤，以免造成局部皮肤损伤。

3 \ 按法 /

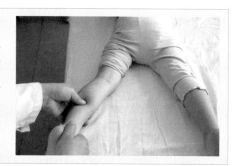

用拇指或掌根在一定的部位或穴位上逐渐垂直向下按压，按压到一定深度后停留 30 秒，再缓慢松开拇指或手掌的手法。其中，以拇指着力称指按法（又名点按法）。

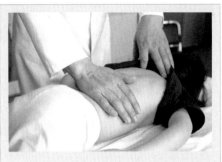

以掌根着力称掌按法。

功效 按法具有疏通经络、行气活血、缓急、止痛的作用，可用于全身各部位，其中指按法多用于治疗各种急、慢性疼痛，掌按法多用于治疗肌肉酸痛。

注意事项 操作时用力要由轻到重，手法须缓和而具有连贯性。连续操作时，手指或手掌放松但始终保持与皮肤接触。

4 揉法

以中指或拇指指腹，或掌根，或大鱼际吸附在一定部位或穴位上，做顺时针或逆时针方向旋转揉动的手法。根据着力部位不同，分别称指揉法、掌根揉法、鱼际揉法。

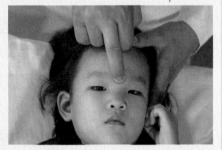

(1) 指揉法

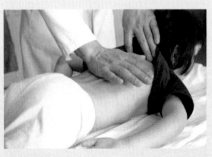

(2) 掌根揉法

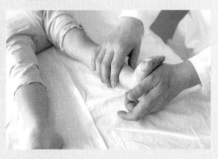

(3) 鱼际揉法

功效　揉法具有疏通经络、行气活血、健脾和胃、消肿止痛的作用，可用于全身各部位。

注意事项　操作时要轻缓柔和，用力要由轻到重，幅度宜由小渐大。

5 摩法

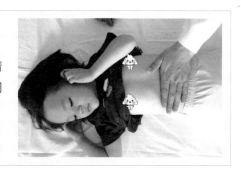

以手掌面或食、中、无名指指面附着于一定部位或穴位上，以腕关节连同前臂做环形摩擦的手法。

功效　摩法具有温经通络、理气行血的作用，多用于面部及胸腹部。

注意事项　操作时用力轻柔、均匀，速度不宜过快，以皮肤发热为度。

6 滚法

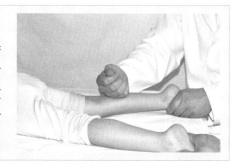

以小鱼际尺侧面（即小鱼际内侧面，近小指侧）或第五掌指关节背面为着力点，肩部自然放松下垂，使肘关节的位置低于腕关节，并以肘关节为支点，前臂旋转带动腕关节屈伸，在一定部位持续、匀速做往返滚动的手法。

功效　滚法具有舒筋活血、解痉止痛的作用，能够松解局部组织粘连。

常用于颈项部、肩背部、腰臀部及四肢等肌肉较丰厚的部位，也是常用的保健推拿手法。

　　注意事项 操作时自然放松肩、肘关节，用力适中，要有节律性，不可跳动，移动不宜过快。

7 \ 捏法 /

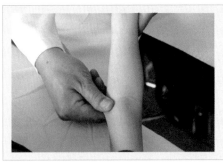

用拇指与食指或拇指与其余四指相对用力，交替挤捏施治部位的皮肤、肌肉、筋的手法。

　　功效 捏法具有舒筋通络、健脾消积的作用，常用于颈项、背脊、四肢部位。

　　注意事项 捏脊时垂直捏起，不可拧转，双手交替捻动向前，直线推进。

8 \ 抖法 /

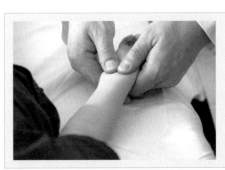

用手握住肢体远端，牵拉肢体，同时做连续的小幅度抖动的手法。

功效　抖法具有舒筋活络、通利关节、解痉的作用，常用于四肢部位。

注意事项　操作时需静止性用力，小幅度、快频率抖动。

9 搓法

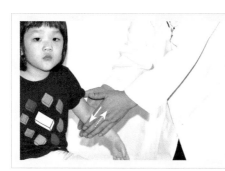

用双手掌心贴于一定部位，两手相对用力，边快速搓摩，边从上往下数次往返移动。可以用双手掌尺侧的肌肉隆起部分夹住某部位做搓摩，也可以用单掌贴于某部位做单向搓摩。

功效　搓法具有行气活血、舒筋通络的作用，主要用于四肢部位。

注意事项　操作者需放松双手，两手掌对称用力，但不可夹持操作部位过紧，以能带动皮下组织一起运动为度。

10 捻法

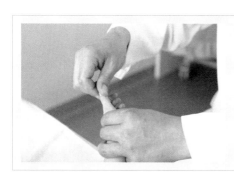

用拇指、食指相对夹持施术部位，呈直线状做快速捻揉动作。

功效 捻法具有消肿止痛、滑利关节的作用，一般用于四肢小关节。

注意事项 操作时要有灵活性、连贯性，捻动时速度宜快，但移动时需柔和缓慢。

11 \弹拨法/

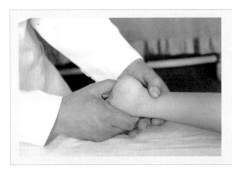

用手指、掌根、大鱼际或肘尖按压并横向拨动肌筋的手法称为弹拨。其中小儿常用的是拇指弹拨法和三指（食、中、无名指）弹拨法。

功效 弹拨法具有解痉止痛、疏解粘连的作用，常用于四肢关节肌腱处。

注意事项 操作时下压之力应轻柔，不宜过重，以免刺激过强，操作频率不宜过快。

特定推拿穴位及手法，小儿专有

从历史上看，小儿推拿较成人推拿发展晚，到了明代才形成独立的理论体系。经历代医家总结，受小儿生理、病理特点的影响，小儿推拿所使用的经穴与成人有所不同。成人穴位多是孔穴点状，而小儿穴位不仅有点状，还有线、面状。这也就决定了，小儿推拿有其特定的穴位和操作手法。下面就为大家介绍一下：

1 \ 开天门 /

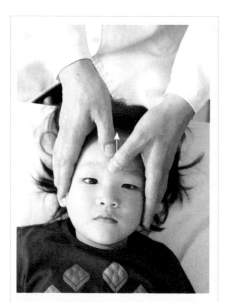

用两手拇指指面自眉心起自下而上交替直推至前发际。

功效：疏风解表，开窍醒脑，镇静安神。

2 \ 推坎宫 /

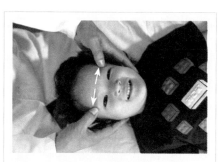

用两手拇指自眉头由内向外分推至眉尾的手法称为推坎宫，也称为分头阴阳。

功效：疏风解表，醒脑明目，止头痛。

3 \ 推、揉天柱骨 /

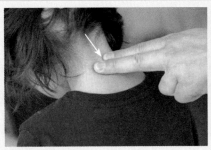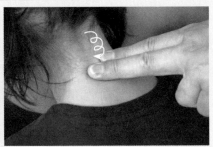

用拇指或食、中二指自上而下直推，称为推天柱骨。

功效：降逆止呕，祛风散寒。

用拇指或食、中二指指面自上而下揉动，称为揉天柱骨。

4 \ 捏脊 /

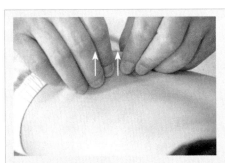

用捏法由腰骶部自下而上捏提脊柱表面及脊柱两侧肌肉，捏3次提1次，即捏三提一。

功效：调理阴阳，平和脏腑，调理气血，疏通经络。

5 \ 补 / 清脾经 /

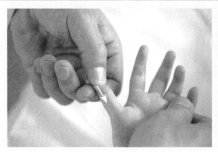

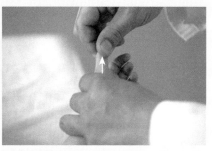

(1) 补脾经

小儿掌心朝上，顺时针自内向外旋推拇指末节螺纹面，或使小儿屈曲拇指，施术者沿拇指外侧面自指尖直推至指根。

功效：健脾和胃，补益气血。

(2) 清脾经

小儿掌心朝上，将其拇指伸直，从指根直推至指尖。

功效：清热利湿，化痰止呕。

6 \ 补 / 清肝经 /

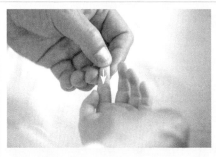

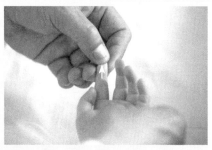

(1) 补肝经

小儿掌心朝上，顺时针自内向外旋推食指末节指面，或自食指指尖直推至末节指横纹。

注：肝经不宜用补法，如果肝虚必补时应当用补法后加用清法。

(2) 清肝经

小儿掌心朝上，在食指末节指面，自指横纹直推至指尖。

功效：平肝泻火，熄风止惊，解郁除烦。

7 \ 补 / 清心经 /

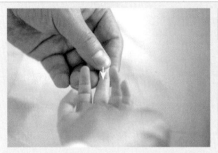
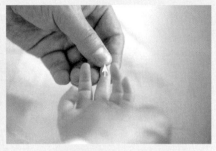

(1) 补心经

小儿掌心朝上，顺时针自内向外旋推中指末节指面，或自中指指尖直推至末节指横纹。

注: 本穴位不宜用补法，唯恐扰动心火。

(2) 清心经

小儿掌心朝上，在中指末节指面，自指横纹直推至指尖。

功效: 清热退心火，安神。

8 \ 补 / 清肺经 /

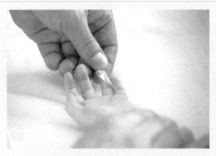
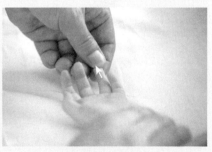

(1) 补肺经

小儿掌心朝上，顺时针自内向外旋推无名指（四指）末节指面，或自无名指指尖直推至末节指横纹。

功效: 补益肺气。

(2) 清肺经

小儿掌心朝上，在无名指末节指面，自指横纹直推至指尖。

功效: 宣肺清热，疏风解表，化痰止咳。

9 \ 补 / 清肾经 /

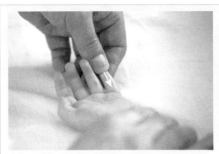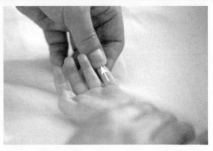

(1) 补肾经

小儿掌心朝上，顺时针自内向外旋推小指末节指面，或自小指指尖直推至末节指横纹。

功效：滋补肾阳，温肾健脑，温补下元。

(2) 清肾经

小儿掌心朝上，在小指末节指面，自指横纹直推至指尖。

功效：清热利尿。

10 \ 补 / 清胃经 /

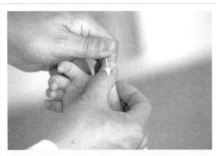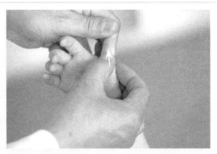

(1) 补胃经

小儿掌心朝上，顺时针自内向外旋推拇指第一指节指面，或拇指横纹直推至指根。

功效：健脾养胃，帮助运化。

(2) 清胃经

小儿掌心朝上，在拇指第一指节指面，自指根直推至指横纹。

功效：清热化湿，和胃降逆，除烦止渴。

11 \ 补 / 清大肠经 /

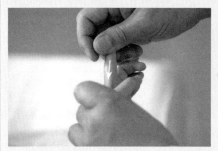 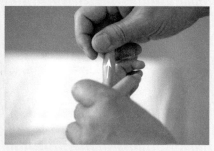

(1) 补大肠经

小儿掌心向上，沿食指外侧，自指尖直推向虎口。

功效：涩肠固脱，温中止泻。

(2) 清大肠经

小儿掌心向上，沿食指外侧，自虎口直推向指尖。

功效：清利肠腑，清除湿热，消导积滞。

12 \ 补 / 清小肠经 /

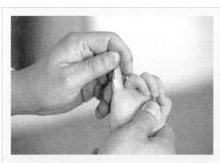 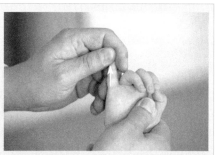

(1) 补小肠经

小儿掌心向上，沿小指内侧，自指尖直推向指根。

功效：温补下焦。

(2) 清小肠经

小儿掌心向上，沿小指内侧，自指根直推向指尖。

功效：清利下焦湿热，泌别清浊。

13、运内 / 外劳宫

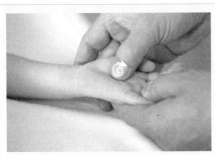 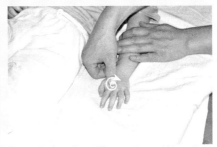

(1) 运内劳宫

用拇指指面自内劳宫向其周围推运。

功效：清心、肾二经虚热。

(2) 运外劳宫

用拇指指面自外劳宫向其周围推运。

功效：温阳散寒，升阳举陷，亦能发汗解表。

14、运内八卦

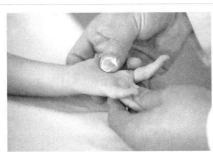 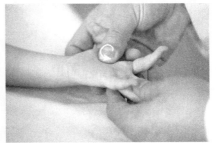

操作者面对小儿，以一手握持小儿四指，使其掌心朝上，并用拇指按压小儿中指根下方（即内八卦之离卦），另一手拇指指腹以小儿手掌的小鱼际为起点，顺时针弧形推运内八卦，称为顺运内八卦。若逆时针弧形推运内八卦，则称为逆运内八卦。

功效：顺运内八卦可以宽胸理气，止咳化痰，行滞消食；逆运内八卦可以降气平喘。

15 运外八卦

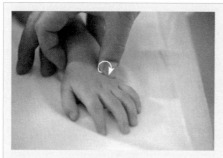

操作者一手握持小儿腕关节，使其掌背
朝上，以拇指顺时针推运外八卦。

功效：宽胸理气，通滞散结。

16 清天河水

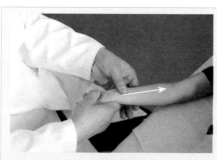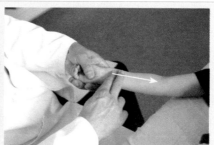

小儿掌心朝上，操作者用拇指或食、中二指指面自腕部中央直推至肘窝中央。

功效：清热解表，泻火除烦。

17 \ 推三关 /

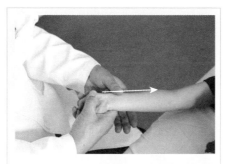

用一手握持住小儿的手，使小儿掌心向上，并固定住腕关节，另一手用拇指或食、中两指指面自小儿腕部沿手臂桡侧（手臂外侧，与大拇指同侧）直推至肘部。

功效：温阳散寒，行气补气，发汗解表。

18 \ 退六腑 /

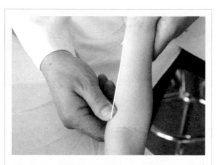

用一手握持住小儿的手，使小儿掌心向上，另一手用拇指或食、中两指指面自小儿肘部沿手臂尺侧（手臂内侧，与小手指同侧）直推至腕部。

功效：清热凉血解毒。

19 \ 打马过天河 /

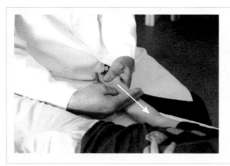

用一手握持小儿的手，使其掌心向上，露出小儿手臂，另一手食、中二指指面蘸凉水，自小儿前臂的腕部中央轻轻弹打至肘窝中央，边弹打边吹气。

功效：清热通络，行气活血。

复合推拿手法，提高疗效的关键

中医拥有深邃的智慧之美，推拿在其中又有一种坚持精益求精，追求至善至美的精神。要想把推拿学好，做精，不仅要会推、会按、会揉，还需做到按中有揉，揉中有点，推中有滚，提中有捏……只有学会这些微妙的手法变化，方能起到直达病所，提高推拿疗效之功，令孩子更享受推拿的过程。下面教大家一些在实际操作过程中，经常会用到的复合推拿手法：

1 \ 按揉法 /

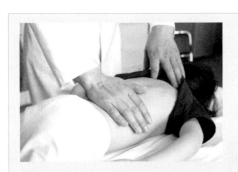

以掌根、大鱼际、小鱼际或整个掌面为着力点，五指并拢，自然弯曲，轻放在一定部位，用力由轻到重向下按压的同时，以腕部带动手掌做顺时针或逆时针方向的环形揉动，以带动皮下组织为度，且边按揉边移动位置，移动过程中，手掌始终不离开皮肤表面。根据其着力点不同，可分为掌根按揉法、鱼际按揉法和掌揉法。

功效 按揉法具有疏经通络、活血散寒的作用，多用于四肢、腰背部。

2 \ 点揉法 /

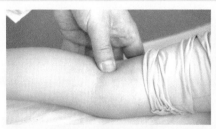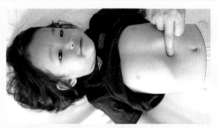

以拇指或中指指腹为着力点，作用在一定部位或穴位上，拇指或中指用力由轻到重向下按压，边按压边做顺时针或逆时针方向的环形揉动，以带动皮下组织为度，一般持续点揉 30 秒后，再由重到轻缓缓抬起拇指或中指，直至离开皮肤表面。

功效　按揉法具有疏经通络、活血散寒的作用，多用于四肢、腰背部。

3 \ 滚揉法 /

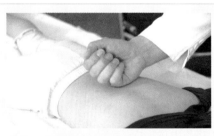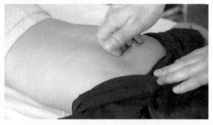

(1) 以小鱼际尺侧面或第五掌指关节背面为着力点，肩部自然放松下垂，使肘关节的位置低于腕关节，并以肘关节为支点，使前臂带动腕关节，边做顺时针方向（由内向外）揉动，边缓慢地进行环形滚动。

(2) 食、中、无名、小指四指并拢，以指尖为起点，肩关节自然放松下垂，以肘关节为支点，前臂带动腕关节做快速的屈伸，同时快速屈曲四指指间关节，使手指背面依次滚动接触皮肤，直至腕关节屈曲到最大程度后，迅速伸直腕关节及各指间关节，进入下一循环操作。

功效　滚揉法具有舒筋通络、活血化瘀、温经散寒、解痉止痛的作用，多用于腰背部、四肢部肌肉丰厚处。

4 \ 搓揉法 /

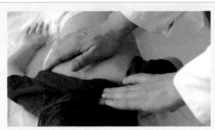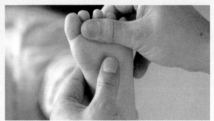

操作者以拇指指腹或大鱼际贴附于小儿一定穴位或部位，边做轻柔的单向搓动，边以腕关节旋转带动着力部位自内向外揉，以小儿局部皮肤潮红、微热为度。当以拇指指腹为着力点时，操作者可用单手进行搓揉，也可以双手交替进行搓揉。

功效　搓揉法具有温经通络、散寒止痛、补益气血的作用，多用于头面部、四肢末端。

5 \ 提捏法 /

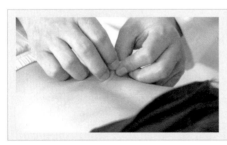

操作者掌心朝上，拇指在施术部位上方，其余四指并拢在下，拇指与其余四指相对用力，边垂直向上夹提肌肉，边挤压。

功效　提捏法具有疏经通络、调和阴阳、健脾和胃、行气导滞的作用，多用于下颌、腰背部。

6 \ 提拿法 /

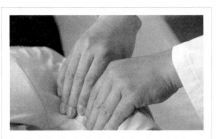

操作者拇指在施术部位下方，其余四指并拢在上，拇指与其余四指相对用力，夹持住肌肉将其垂直提起，停留10秒后缓慢松开，使肌肉放松，如此反复操作。

功效　提拿法具有疏通经络、活血行气、缓解痉挛的作用，多用于四肢。

7 \ 拿揉法 /

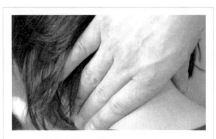

操作者拇指着力于肌肉一侧，食、中、无名指并拢并着力于肌肉另一侧，拇指和三指相对用力向上提拿住施术部位皮肤及肌肉，同时以各指腹为着力点，摆动前臂，带动腕关节及各掌指关节做由内向外旋转运动。

功效　拿揉法具有舒筋通络、散结消肿、解痉止痛的作用，多用于四肢。

8 \ 切割法 /

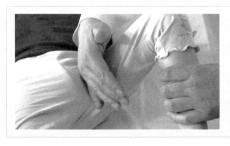

以单手小鱼际尺侧面（即第五掌骨内侧面）为着力点，稍用力下压，前臂自然屈伸、旋转，并保持腕关节伸直状态，使小鱼际做由内向外顺时针旋转，且边旋转边切割，切割过程中穿插揉法以缓解肌肉紧张。

功效　切割法具有缓解痉挛、行气活血的作用，多用于四肢的内收肌群。

头面部推拿手法，平时用到最多

在临床的小儿推拿中，头面部和手部的推拿尤其重要。手部多以调理脏腑为主，而头面部的推拿则以开窍醒脑、解表、止咳、镇静安神为主，多用于治疗咳嗽、感冒，还可以用于益智。因此，在小儿的成长过程中，我们会经常用到头面部的推拿手法。

小儿取仰卧位，操作者坐或站于小儿头侧。操作者双手屈曲拇指指间关节，以拇指桡侧面作为着力点，其余四指轻放于头部两侧以辅助固定小儿头部，肩、肘关节放松下垂，稍用力掐按，边掐按边沿头部五条线顺序移动。

1 头部五条线

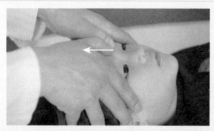

正中线——从眉心（印堂穴）至头顶百会穴。

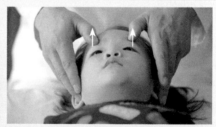

旁开 1 线——从两侧眉毛中间（鱼腰穴）至左右神聪穴，左右各一条线，共 2 条。

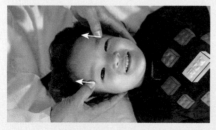

旁开 2 线——从两侧眉尾（丝竹空穴）至左右神聪穴向外旁开 1.5 寸处。

掐按移动顺序 正中线→旁开 1 线→旁开 2 线。

功效 掐按头部五条线具有醒脑益智、镇静安神、清利头目、和胃降逆、宽胸理气等作用，多用于治疗神经、精神性疾病。这个手法在本书的疾病治疗中会多次提到。

2 \ 梳头法 /

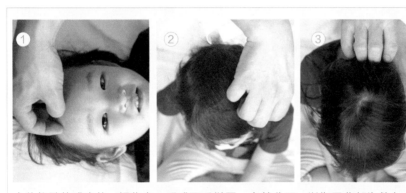

小儿仰卧位或坐位，操作者一手或两手微屈，自然分开，以指甲背部为着力点，从前发际到后发际对头部进行类似梳头的推拿，然后再顺时针方向进行头部梳理 50 次（图 1）。或小儿坐位，操作者一手或两手微屈自然分开，以指甲背部为着力点，自后枕部梳向前发际，再顺时针方向对头部进行环形梳理 50 次（图 2、图 3）。

3 \ 提抓法 /

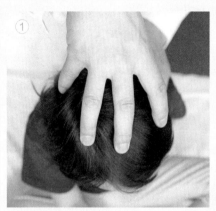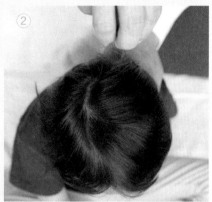

操作者一手或两手五指屈曲，以指腹为着力点，轻快而有节律地提抓头皮，约200次，注意要轻抓重提。

4 \ 振眼法 /

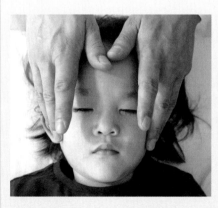

小儿闭眼，操作者双手拇指、食指成"八"字形，食指指腹轻置于小儿两眼球表面，其余三指屈曲与拇指均轻放在额头，协助固定头部，食指用力轻柔，快速、有节律性地敲打眼球。

5 \ 抹眼法 /

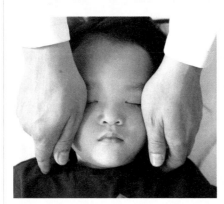

操作者两掌心相对，以双手大鱼际吸附于小儿双眼内侧紧邻鼻根处，轻柔地由内向外抹动双眼，抹至两侧太阳穴处。

6 \ 点按睛明穴 /

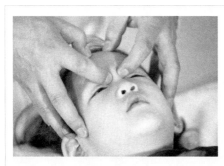

操作者两手拇指屈曲交叉，其余四指并拢且轻轻地固定于两侧头部，两手拇指指腹为着力点，同时稍用力向内上方点压小儿睛明穴。

7 ＼ 分推鱼腰穴 ／

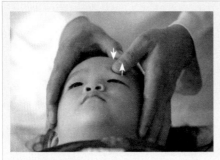

操作者双手屈曲拇指指间关节，以拇指桡侧面作为着力点，其余四指轻放于头部两侧以辅助固定小儿头部，以鱼腰穴至前发际连线中点为起点，两拇指向相反方向上下交替推动（即一指推向鱼腰穴，一指推向前发际）。

8 ＼ 点揉地仓穴 ／

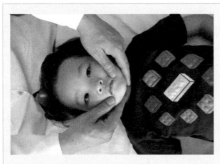

操作者两手拇、食指呈"V"字形，食指固定于下颌，其余三指屈曲固定于颊部，以拇指指腹由内向外点揉地仓穴，持续1分钟。

9 ＼ 提捏法 ／

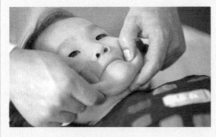

操作者保持上述点揉地仓穴的固定手法，拇、食指相对用力沿下颌角提捏面颊肌肉，一直提至耳前听宫穴为止。

10 \ 搓揉面颊 /

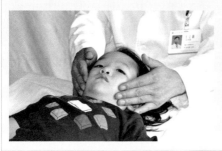

操作者食、中、无名指并拢贴于面部，先从颧骨最高处自上而下搓至口角两旁，再以食、中、无名指指腹为着力点，吸附于颊车及其周围软组织上，由外向内做轻柔缓和的环形揉动。

11 \ 分推面颊 /

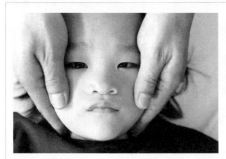

操作者两手拇指指腹或大鱼际吸附于鼻旁两侧，由内向外分推面颊部肌肉，一直推至两侧耳前听宫穴为止。

12 \ 搓揉耳廓 /

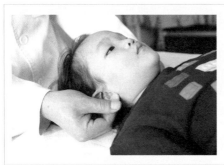

操作者拇、食指相对用力自耳尖至耳垂搓揉耳廓，搓至耳廓出现发烫感为止。

13 \ 对掌鼓耳 /

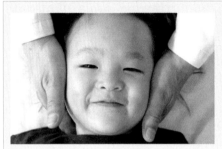

小儿仰卧位，操作者坐在小儿头侧，掌心正对耳朵，拇指固定于耳前，其余四指并拢轻放于两侧耳后头部，两掌同时稍用力压耳，5 秒后松开为 1 次，连续做 10 次。

14 \ 拿捏法 /

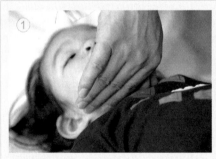
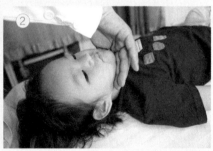

操作者两手拇、食指呈"∨"字形，其余三指屈曲悬空，以拇、食指指腹为着力点，两指相对用力拿捏下颌部肌肉。

15 \ 点振廉泉穴 /

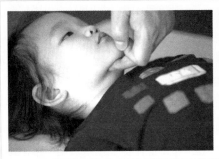

小儿仰卧位,操作者站或坐于小儿头侧,中指或食、中、无名指稍屈曲,指腹分别点按在廉泉穴上,做快速、小幅度的振点。

16 \ 拍法 /

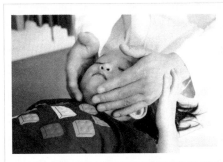

操作者双手掌指面为着力点,自小儿面颊最高点向下轻拍至下颌部,连续拍打50次。

背部八法，小儿推拿的精髓

背部八法能通调督脉之经气，调和各脏腑之气血，广泛用于治疗发育迟滞，消化系统及神经系统等疾病，在本书中会多次提及，具体操作手法如下：

1 \ 叩夹脊法 /

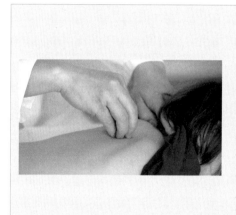

小儿采取俯卧位姿势，操作者用一只手的五指微屈并拢形似梅花状，利用手腕的力量和弹性带动手指指尖着力，在脊柱两旁（旁开 0.5 寸）的夹脊穴部位自上而下有节律地叩击 100 ～ 200 次。力度要均匀，节奏要整齐。遇到体质较瘦弱的儿童时，操作者的五指微屈稍散开，不要收拢太紧，用五指散叩的方法，可以减少对局部的刺激强度。

2 \ 点揉法 /

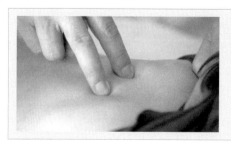

操作者食指和中指适当分开，微屈，腕部放松，指腹点按穴位之上，以食、中二指为着力点，利用前臂的推拉旋转带动腕关节，在脊柱两侧的夹脊穴上进行有节律地做边点边揉动作，顺序是自上而下，每对穴位为 30 ～ 50 次。

3 \ 提捏法 /

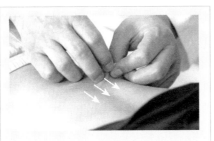

操作者双手并拢，两虎口相对，拇指在后，其余双手四指朝前，提捏起背部肌肉，以脊柱和两侧为基准共三条线，自下而上进行提捏，捏 3 下提 1 下，一条线上做 3 次，共 9 次。要求五指尽量不离开皮肤，以拇指为中心滚动向前。

4 \ 空掌拍法 /

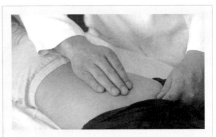

操作者一手的五指并拢微屈呈空掌，用手腕的力量和弹性有节律地拍打脊柱及两侧的肌肉，达到皮肤出现潮红（若隐若现的红色）或拍打 100 ～ 200 次时停止。

5 \ 滚揉法 /

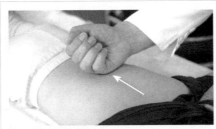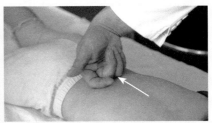

操作者单手握空拳，以小鱼际为起点用力到手背，向前滚动，或以四指指尖为起点，依次屈曲每个指间关节，利用关节的刺激力量向前滚动，部位是脊柱及两侧的夹脊穴和肌肉，方向是自上向下，次数是 50 次左右。

6 \ 提拿法 /

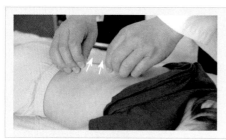

操作者双手屈曲并拢，虎口相对，纵向提拿脊柱两侧的肌肉（竖脊肌），自上而下，每侧 2 ～ 5 遍。

7 \ 推法 /

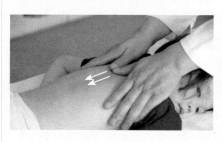

操作者双手拇指指腹或偏桡侧为着力点，在脊柱两侧竖脊肌位置自上而下进行推动，两侧共推动 5 ～ 10 次，或推出皮肤出现两条红线时即止。要求双手拇指指腹紧贴皮肤，手指要灵活，避免僵硬，用力要均匀，以免造成皮肤擦伤。

8 \ 整理法（掌根揉法）/

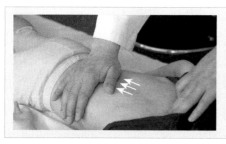

操作者用单手掌根部揉搓脊柱及两侧肌肉或整个背部，方向是自上而下，以达到整理放松的目的。

注：背部八法的操作，除叩夹脊法和整理法外，其余各步骤可不拘泥于顺序。

腹部推拿三法，好学又好用

腹部推拿手法主要有我多年临床实践总结的腹部推拿三法和广为熟知的分推腹部手法两，它们均具有温阳散寒、补益气血、健脾和胃、消食导滞的作用。并且，可提高肠壁肌张力，增加胃肠蠕动。其中腹部推拿三法是我在临床中经常会用到的手法，多用于治疗各种消化系统疾病。下面就介绍一下它们的具体手法：

1. 点揉法

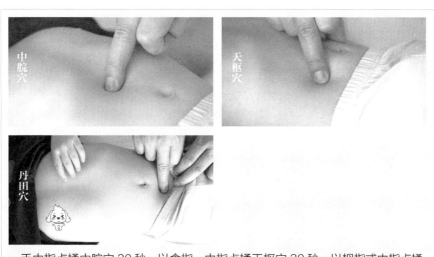

中脘穴　天枢穴　丹田穴

一手中指点揉中脘穴 30 秒，以食指、中指点揉天枢穴 30 秒，以拇指或中指点揉丹田穴 30 秒。

2 \ 摩腹 /

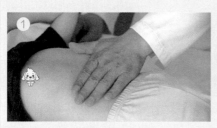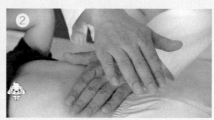

以一手掌面、掌根贴附于脐部，以脐为中心，顺时针方向自中心向外周做环形移动摩擦，再用双手交替进行，以手背触及小儿腹部感觉发热为止。

3 \ 推法 /

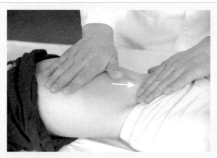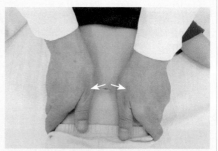

(1) 直推法

用单手或双手掌心自天枢穴向丹田穴进行推动 10 次，或双手交替进行。

(2) 分推法

两手四指与拇指分开，四指并拢伸直，分别轻放在小儿腹部两侧，上臂伸直，两手同时用力向腹部两侧有节律性地推动，以腹部皮肤轻度发红、发烫为度。

关节推拿手法，操作需粗中有细

关节部位的推拿活动法是一些疾病治疗中必不可少的项目，比如脑性瘫痪、儿童自闭症、肌性斜颈、臂丛神经损伤等出现关节活动受限、关节腔狭窄时我都会用到四肢或椎体的关节推拿活动手法，相比肌肉、穴位的推拿，关节部位的推拿活动法的抖动、牵引、旋转等手法看似粗犷，实则更精细，这就要求我们学习时要更认真，操作时更谨慎。

1、肩关节

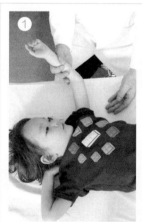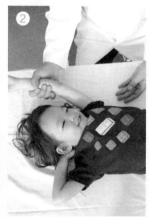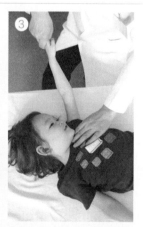

小儿仰卧位或坐位，操作者握住前臂近肘部，以肩关节为轴心做 360° 旋转，边旋转边向上提拉。再一手在其肩关节上方固定，另一手用缓力持续牵引并抖动肩关节。

2 ＼肘关节 ／

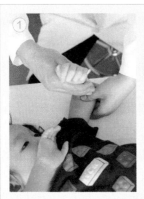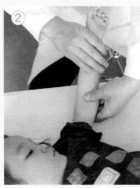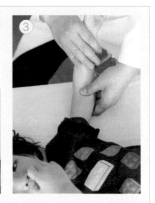

操作者一手在小儿肘关节上方固定，另一手握住腕关节上方，先屈伸肘关节 3～5 次后，再两手同时反向用力牵拉肘关节，边牵拉，边做顺或逆时针环形旋转动作。

3 ＼腕关节 ／

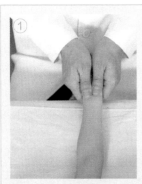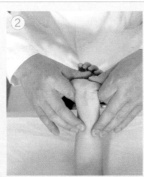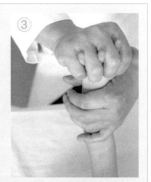

屈伸 小儿掌心朝上，操作者以拇指指面及大鱼际为着力点，两手相对握持小儿腕部，做背屈、伸直、掌屈活动（图1、图2）。

牵引、左旋、右旋 操作者一手握持小儿前臂，一手握持小儿手掌，两手反向用力，牵引腕关节，边牵引，边做左、右旋转动作（图3）。

4 \髋关节/

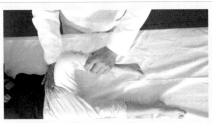

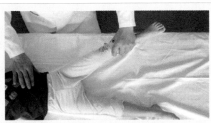

屈伸 小儿仰卧位，操作者一手向上提起小儿膝关节，将髋关节尽量前屈，使大腿前面尽量靠近胸腹部，做反复屈伸动作。

外展 以一手握持小儿小腿部，另一手握持近髋部，保持小儿下肢伸直，稍用力向外侧展开。

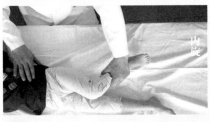

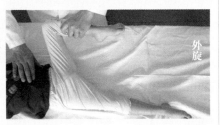

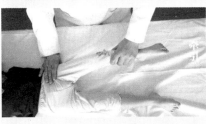

内旋、外旋、牵引 一手置于近髋关节处，以辅助固定身体，另一手紧握小儿一侧肢体的踝关节上方，利用小儿身体后仰之力缓慢对小儿的髋关节做持续牵引，同时做内旋、外旋动作。

5 \ 膝关节 /

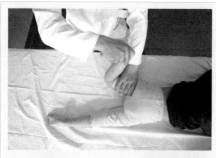

屈伸 小儿俯卧位，操作者一手置于小儿大腿后侧，辅助固定身体，另一手握持足部及踝关节，反复做屈伸活动。

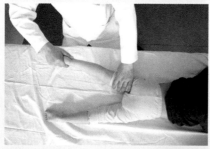

牵引 操作者两手反向用力，对小儿膝关节进行持续牵引。

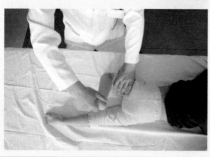

旋转 小儿膝关节屈曲，操作者握持小儿踝关节，使小腿做顺时针或逆时针环转。

6 \ 踝关节 /

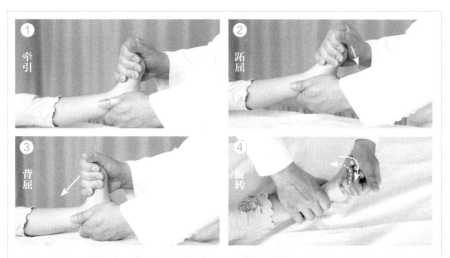

小儿仰卧位，操作者一手握其足跟部，一手握持足背部，先用缓力做持续牵引，边牵引边环转踝关节。待踝关节充分活动后，对踝关节反复做跖屈、背屈、内旋、外旋动作，以进一步活动踝关节。

　　注意事项：操作者在做以上关节推拿活动手法时，应根据小儿的病情因势利导，循序渐进地进行活动，切忌不能为了求速效而施以蛮力，以免增加小儿的关节及周围软组织（皮肤、肌肉、肌腱等）的损伤。

为人父母，不仅要给孩子一个健康的成长环境，还要学会正确应对孩子生病。我见过太多的家长，面对孩子生病时都急得不知所措，恨不得吃一粒药片，病就立刻好了。事实上，孩子生病并不一定就是"病"，而且就算是病也不能养成依赖药物的习惯。本章所列的常见病，是我在临床上能够通过推拿就能解决的，大家不妨学一学。

微信扫一扫，跟专家学推拿

第 **3** 章

轻松解决
小儿常见病

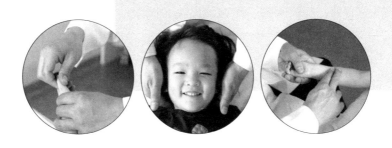

眼睛近视，点点按按护视力

近视眼是指能看清楚近处物体，而看不清远处，出现视物模糊。近视有假性和真性之分，假性近视多是因为眼睛的调节能力失常造成的，学龄期的儿童多见。而真性近视是由于眼球的前后径长于正常人，又名轴性近视。有一些假性近视未得到及时有效地纠正，也会演变为真性近视。

中医认为，小儿早早地患上近视除了与遗传和后天的不良生活习惯有关外，还与自身的体质有关，故中医又将近视大致分为三个证型：

1. 心阳不足　《血证论》记载"心为火脏，烛照万物"，也就是说，如果心阳虚弱不得发越于远处，因此看近处物体尚清，远看模糊，同时还可以引起血液流动缓慢，眼睛容易疲劳，久视酸痛，身体和四肢怕冷，自汗等。

2. 脾胃气虚　脾胃之气不足，不能统帅血液，使升清阳功能减弱，眼睛失去营养，光华不能远及，从而出现不能远视并常伴有食欲不佳，神疲乏力。

3. 肝肾不足　精亏血少，眼睛失去濡养因而出现视近，不能视远，眼睛无神，并会伴有视物重影，眼睛酸胀，头晕，失眠多梦，夜间盗汗，甚至眼球突出等症状。

王医生教您做推拿

儿童假性近视，由于大多属于功能性的，而推拿可以使眼部气血得到调和，畅通经脉，缓解眼部肌肉痉挛和疲劳，所以应用推拿手法治疗在效果上会更加显著。对于真性（轴性）近视，推拿也能起到一定的改善视力的作用，同时也可以作为眼睛的预防保健方法。

　　近视的推拿手法治疗措施，先点揉太阳、印堂、鱼腰、攒竹、睛明、四白穴各 30 秒，开天门 10 次，头部五条线（参考第 2 章头面部推拿手法）10 次，双手拇指指腹轻揉眼球 30 秒，并以双手食指或中指指腹轻扣双眼 30 ~ 50 次。

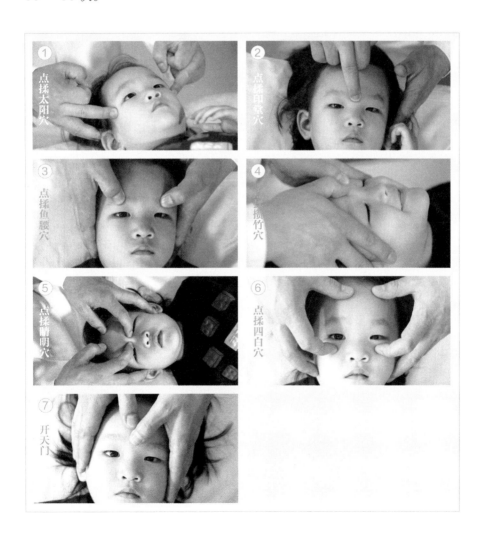

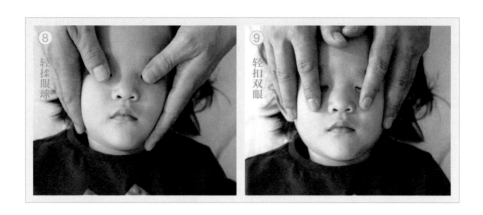

1. 心阳不足者 在基础手法上加补心经、补肾经各 100 次，点揉心俞、肾俞穴各 30 秒。

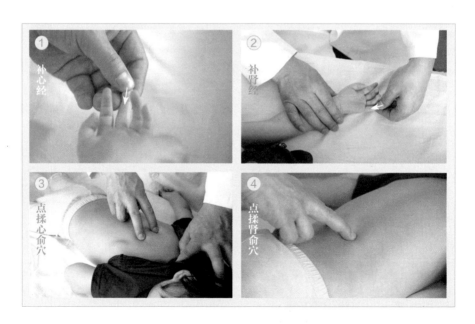

2.脾胃气虚者　基础手法上，加补脾经、补胃经各 100 次。背部八法（参考第 2 章背部八法手法）1 遍。点揉足三里、风池穴各 30 秒。

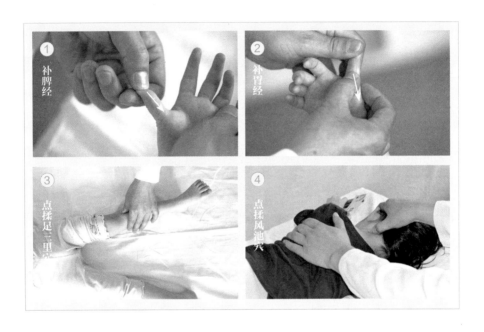

3.肝肾两虚者　在基础手法上，加补肾经、补肝经各 100 次，背部八法（参考第 2 章背部八法手法）1 遍，点揉曲池、三阴交穴各 30 秒。以双手拇指或大鱼际搓揉两侧涌泉穴至局部皮肤发热为止。

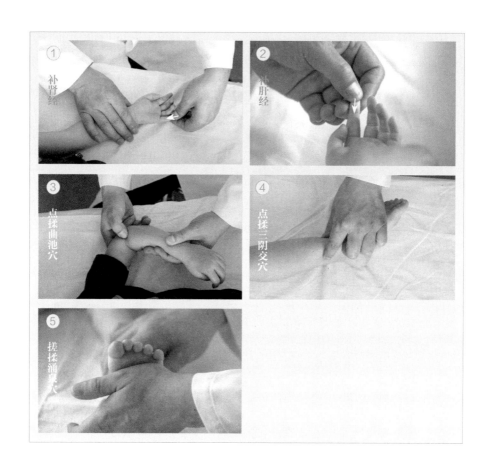

家庭食疗小妙方

(1) 猪肝200克（切薄片），粳米50克，水适量，香葱末、蒜末适量，精盐、料酒为佐料。制作方法是待粳米粥煮好后下猪肝和料酒再煮10分钟左右，起锅前放入少许香油及其他佐料即可。

(2) 因山药、枸杞子、菊花、桂圆肉、银耳、茉莉花、核桃和大枣等食物具有药食同源的作用，每一种食材做成汤或粥，让小儿经常食用均可起到一定的改善近视，养护眼睛的功效。

生活防治小贴士

(1)　鼓励儿童从小培养正确的用眼方式，比如看书写字的姿势要科学合理，身子要坐端正，不要趴在桌子上，眼睛离书本的距离 30cm 左右，身体和桌子要保持一个拳头的空间，尤其应避免躺着看书。

(2)　看书学习时的光线要合理，尽量不要在太阳照射较强或太暗的光线下看书。

(3)　不提倡较小的儿童看手机、iPad、电脑等电子产品，即使看电视也最好控制在 20 分钟以内，稍大些的儿童有需要用这些电子产品时，一定要注意控制好时间，一般 40 分钟至 1 个小时左右要停下来休息一下眼睛，向远处平视，放松眼部肌肉。长时间玩手机、电脑游戏更是不可取的行为，会给眼睛带来很大伤害。

(4)　要鼓励小朋友多参与户外体育活动，以增强眼部对光线的调节能力。

(5)　平时要注意饮食调养，多吃水果和蔬菜，尤其是富含 B 族维生素的胡萝卜等，特别是在春天，经常吃一些动物肝脏，也是比较不错的选择。

鼻出血，按这里止血速度快

鼻出血中医称鼻衄，俗称流鼻血。是鼻腔内血管破裂引起的鼻腔内出血。《诸病源候论》中有伤寒鼻衄、时气鼻衄、热病鼻衄、温病鼻衄、虚劳鼻衄之说。鼻出血是小儿时期常见的病症之一，往往四季都有可能发生，但对于北方地区居住的小儿来说，秋季气候干燥环境下的发病概率更高。

鼻出血属于中医血证的范畴，并不是一个独立的疾病，而是很多疾病都可能会出现的一种病症。导致出血的原因，除季节气候外，与小儿身体健康状况及饮食习惯、起居、运动和情绪等有很大关系，同时也与肺、脾、肝、肾四个脏腑有着密切的关系。

因病因不同，鼻出血表现出的症状也有所不同：

1. 肺经之热较旺盛者 表现为鼻腔点滴出血，颜色红，但出血量不多，口内和鼻腔内干燥，身体发热，有时候也会有咳嗽，但痰不多。

2. 胃热明显者 往往鼻出血的量较多，且颜色鲜红或深红，鼻子干燥，口中有臭味，牙龈出血，容易出现烦躁不安，口渴，特别喜欢喝水，大便干燥，小便黄。

3. 肝火旺盛者 鼻出血的量多，而且颜色深红，嘴苦，咽喉干燥，面部和眼睛发红，容易发脾气。

4. 肝肾阴虚者 鼻出血量不多，颜色红，时出时止，口内干燥，少津，并且会头晕眼花，耳如蝉鸣。

5. 脾脏统血功能下降 出血以渗出为特点，颜色淡红，量多少不定，面部颜色苍白、无光泽，不想吃饭，精神欠佳，疲乏无力。

王医生教您做推拿

儿童鼻子出血时在应急处置的基础上进行推拿辅助治疗,能够起到润肺生津、清热泻火、凉血止血的作用,同时从根本上消除了部分鼻出血的原因,可谓是标本兼顾,值得推广之法。

推拿手法总的治疗措施是先点揉百会、迎香、合谷、大椎穴各 30 秒。

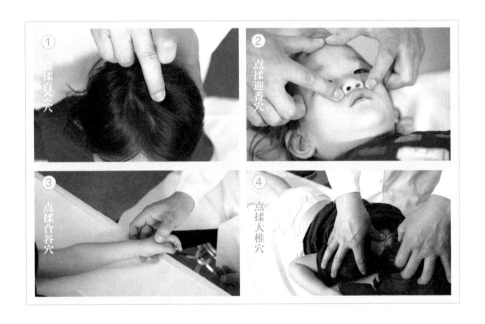

根据不同原因引起的鼻出血,我们在做完基础手法后,还可以加上以下手法:

1. 肺经有热者 加清肺经、清天河水各 100 次,点揉曲池穴 30 秒,操作者双手拇指搓揉两侧足底涌泉穴直至足部皮肤发热为止。

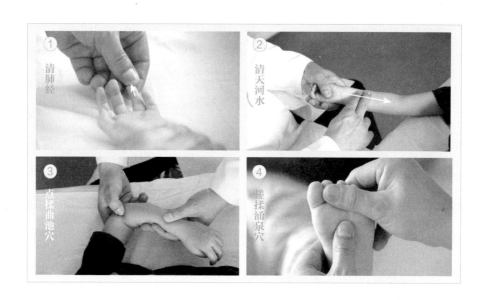

2. **胃热较重者** 加清胃经 100～200 次，清大肠经、退六腑各 100 次，点揉两侧足三里穴各 30 秒，推龟尾穴 100 次。

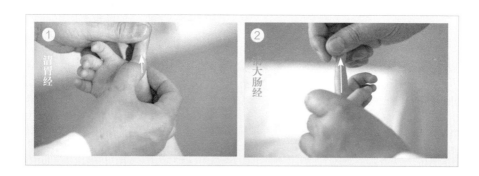

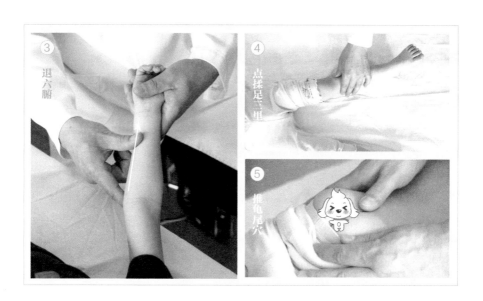

3. 肝火旺盛者 加清肝经 100 ~ 200 次，清心经 100 次，搓揉双侧涌泉穴至皮肤发热，点揉三阴交、太冲穴各 30 秒。

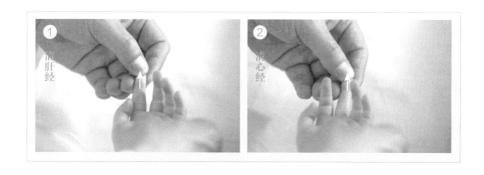

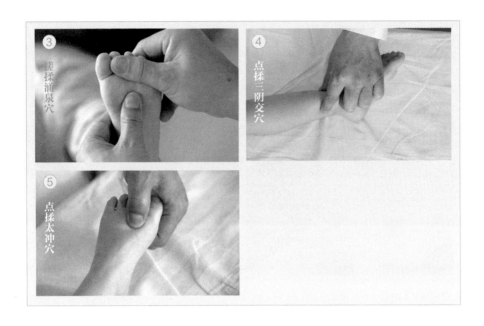

4.肝肾阴虚者 加补肝经、补肾经各 100 ～ 200 次，用大鱼际肌搓揉涌泉穴至局部皮肤发热，点揉肝俞、肾俞、三阴交穴各 30 秒。

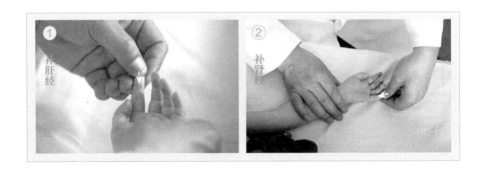

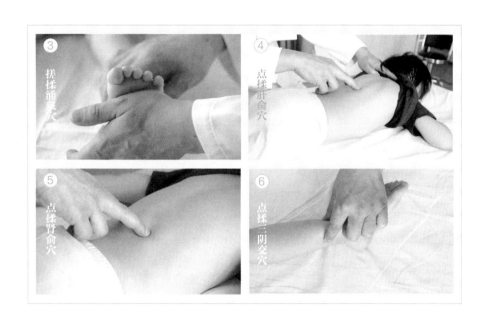

5. 脾脏统血功能下降者 加补脾经 200 次，点揉板门、中脘穴 30 秒，摩腹 50 遍，背部八法（参考第 2 章背部八法手法）1 遍。

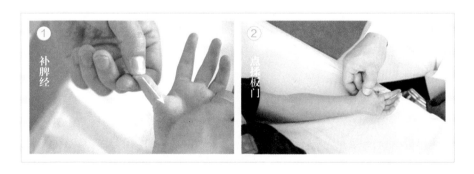

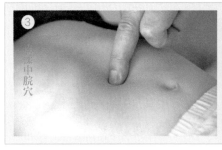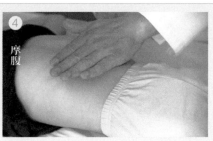

外治小妙招

(1) 鼻出血后，不要用纸巾堵塞鼻孔，正确应急止血方法是头微微向前倾，用拇指和食指紧紧捏住鼻翼，并向面部按压。

(2) 用冰袋或冷毛巾敷小儿鼻翼两侧、前额及颈部，注意冰袋冷敷时间不宜过长，且不能一直放置在皮肤上，最好冷敷局部 5 ~ 10 秒抬起一次，以免造成小儿皮肤冻伤。

(3) 用大蒜捣碎，贴敷于涌泉穴上，并用纱布包裹固定。

家庭食疗小妙方

(1) 胃热较重的小儿，用生石膏 50 克，北豆腐 500 克，并煮，根据小儿食量早晚各食用 1 次。

(2) 容易出现鼻子干裂、发痒、疼痛、出血的小儿，平时可以用棉签蘸香油或橄榄油涂抹鼻腔，也可用红霉素眼膏加生肌散涂抹鼻腔。

过敏性鼻炎，对症推拿不流涕

过敏性鼻炎，是以反复出现鼻子发痒、鼻塞、流清鼻涕、打喷嚏等症状为特征，属于变态反应性疾病。通常在遇到或接触过敏源如寒冷、粉尘、羽毛类、鱼虾、牛奶等诱发因素时会突然出现过敏症状，此外，本病也有一定的季节性和家族遗传现象。

中医认为，过敏性鼻炎（中医名为鼻鼽）的发病原因除过敏源外也和小儿平时的肺气虚弱，抵御外邪的能力不足有关。小儿抵御外邪能力减弱，风寒等邪气会乘虚而入，侵犯鼻窍，造成肺气不得通畅，津液停聚，鼻道填塞，打喷嚏，鼻流清涕。正如《证治要诀》中所说"清涕者，脑冷肺寒所致"。

根据不同的发病原因，其表现的症状也不尽相同：

1. 风寒之邪侵犯肺脏 多表现为鼻塞不通，频繁打喷嚏，鼻子发痒，流清水鼻涕不断，并且会伴有头疼、怕风、畏寒。

2. 肺脾之气虚弱 多表现为鼻塞，鼻子发胀严重，嗅觉不灵敏，经常伴有头重，头昏，食欲不振，乏力，大便稀。

3. 肾气不足 多表现为鼻塞、鼻痒、喷嚏连连，流清鼻涕不断，这些症状早晚较重。此外，还会有四肢冷，容易疲劳，精神欠佳，腰和膝盖部位酸软，头晕耳鸣等表现。

王医生教您做推拿

传统医学认为儿童过敏性鼻炎的根本不在鼻子本身，而是和机体的抵抗能力较差有关，因此推拿治疗原则：一是宣肺散寒通鼻窍；二是提升机体免疫能力，即健脾胃、温肾阳、补肺气。既能有效消除表面症状，又能从根本上改善体质虚弱的问题，还可以减少或避免因服用激素、抗过敏类药物给儿童带来的不良反应。所以，现在有不少家长在给孩子治疗过敏性鼻炎时首选推拿方法治疗。

治疗过敏性鼻炎的推拿手法，先要点揉迎香穴 30 秒，双手拇指分推两侧鱼腰、攒竹穴各 50 次，并由攒竹穴向太阳穴分推 20 次，掐按头部五条线（参考第 2 章头面部推拿的法）3 遍，点揉两侧合谷、风池穴各 30 秒。

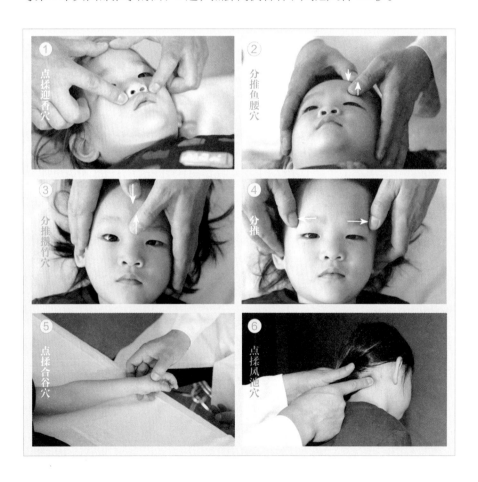

　　而后，根据发病原因不同，再添加其他推拿手法，从而让推拿治疗更有针对性。

　　1. 风寒者　加揉外劳宫穴 200 次，点揉曲池穴 30 秒，掌根搓揉肺俞穴至局部发热。

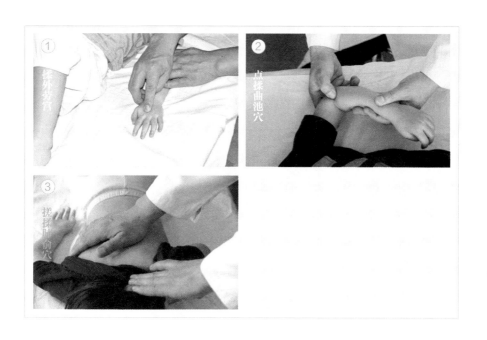

　　2. 脾肺虚弱者　加补脾经、补肺经各 200 次，点揉足三里穴 30 秒，摩腹 50 遍，背部八法（参考第 2 章背部八法手法）1 遍。

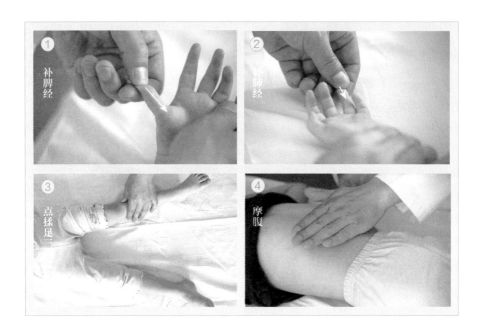

3.肾气不足者 加补肾经、补脾经各 200 次，点揉肾俞、脾俞穴各 30 秒。

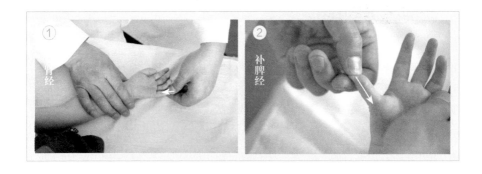

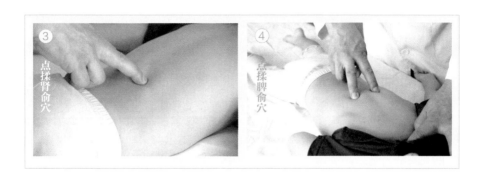

外治小妙招

(1) 干姜适量磨细，用蜂蜜调成糊状涂于鼻腔。

(2) 用碧云散吹入鼻腔，每天 3 次。

(3) 鹅不食草干粉加凡士林药膏涂抹鼻腔，每天 2 次。

(4) 生理盐水 250 毫升借助洗鼻器清洗鼻腔，每天 2 次。

(5) 用棉签蘸香油或橄榄油涂抹鼻腔，每天早晚各 1 次。

(6) 鱼腥草 20 克，槐花 9 克，西瓜皮 50 克，水适量，共煮，每天饮用 2 次。

咳嗽病因多，辨证止咳兼护肺

咳嗽是小儿时期常见的病证之一，也是呼吸道的一种保护性反射动作。中医认为，"咳"和"嗽"虽说是同一证候，又多同时出现，因此统称为咳嗽。但实际含义有所区别，在《幼幼集成·咳嗽证治》一书中就有记载："凡有声无痰谓之咳，肺气伤也；有痰无声谓之嗽，脾湿动也；有声有痰谓之咳嗽，初伤于肺，继动脾湿也"。虽然很多人习惯不分"咳"和"嗽"，但还是要提醒我们的家长朋友们，遇到孩子咳嗽不要简单地一概而论，是咳是嗽还是咳嗽，背后隐藏着不同的病因。

简单来说，小儿一般咳嗽的原因不外乎外感和内伤两种：

1. 外感　虽然咳嗽一年四季都会出现，但以冬春季节多发，对于干燥的北方而言，儿童出现秋燥咳嗽的概率也非常之高。若风寒或风热之邪气侵害人体，使邪气束于肌肤表面，肺的宣降和清肃功能失调，痰液滋生，则引发咳嗽；若被秋天的燥邪所伤，引起气道干燥，咽喉不爽，肺部津液被灼，痰涎黏结等也会导致咳嗽。

2. 内伤　咳嗽的儿童往往平时就有肺气虚或肺阴不足，易致肺气上逆。也有些属于脾胃虚寒，运化失常，易生痰生湿，上扰肺部引发咳嗽。对于饮食习惯不良，过量食用鱼、虾、肉等高热量食物，而少吃果蔬的孩子，易引起肠胃积热，便秘，三四天以上不排大便。这是由于肺和大肠是表里关系，火热之邪的性质又属炎上，肠胃的积热容易上扰熏蒸肺叶，导致肺热叶燋，就像树根一样，一旦缺水树叶就会出现枯黄，因此，胃肠炽热导致的咳嗽也屡见不鲜。

咳嗽按其发病的症状有以下几个常见类型：

1. 风寒咳嗽 多见咳嗽痰稀色白，鼻塞流清涕，发热怕风寒而无汗，咽喉部发痒，时有头痛，舌苔薄白，脉浮。

2. 风热咳嗽 多见咳嗽痰黄稠，不易咳出，流黄涕，发热，微微出汗，怕冷不明显，口渴咽喉疼痛，舌苔薄黄，脉浮数。

3. 阴虚咳嗽 多见干咳少痰，久咳不止，咽喉干、口渴，下午潮热（时高时低），手脚心热。

4. 痰湿咳嗽 多见痰多，痰清稀色白，屡咳而痰不绝，并时有胸闷感，恶心，食欲不振，体形瘦弱，神疲体倦。

5. 火热咳嗽 多见咳嗽连声，干咳少痰或痰稠夹带有血丝，胸胁部位胀痛，烦躁口苦，面红目赤，大便干燥，小便黄。

6. 秋燥咳嗽 多见在秋季，尤其在入睡或晨起时咳嗽较严重，兼有咽部发痒、口舌干燥、干咳无痰，一般不发热，但连续多日不见好转。

大家都知道，感冒会咳嗽，肺炎也会咳嗽……很多疾病都会有咳嗽的症状，怎么通过咳嗽判断疾病类型呢？下面几个要点也许能帮上忙：

1. 外感引起的咳嗽大多有上呼吸道感染的病史，而内伤咳嗽多是由于便秘，平素脾肺气虚等引起。

2. 上呼吸道感染咳嗽多是刺激性干咳，咽喉部干痒，无痰，白天和夜晚均会出现，但往往不会气喘或呼吸急促。

3. 支气管炎咳嗽往往在夜间明显加重，尤其是入睡后两小时左右，或者清晨六点。咳嗽有痰，有时咳嗽较剧烈，并有喘咳之声，一般在患感冒以后出现。

4. 过敏性咳嗽多是一阵阵的，早上起来明显，夜间、哭闹或活动后加重，一般无痰，尤其是在遇到冷空气、粉尘、花粉时打喷嚏、咳嗽明显，持续时间多为 1 个～ 3 个月。

王医生教您做推拿

在临床上儿童出现的咳嗽无论是感受外邪或者是内伤乳食所致，推拿都不失为一种很好的治疗手段，尤其是对于吃药比较困难的儿童，当是首选的方法。而对于肺炎、支气管炎引起的咳嗽在西药治疗的同时，推拿也可以作为辅助治疗方法。

一、外感咳嗽以清热解表，散寒疏风，止咳化痰为主。

手法治疗顺序：开天门、推攒竹穴、推坎宫各 100 ～ 200 次，点揉双侧太阳穴 30 秒，揉肺俞穴 100 次，点揉乳旁、乳根穴，以及运内八卦、推揉膻中穴各 200 次。

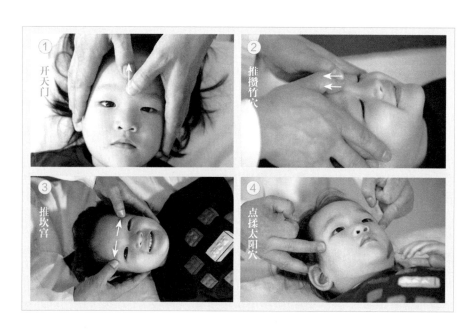

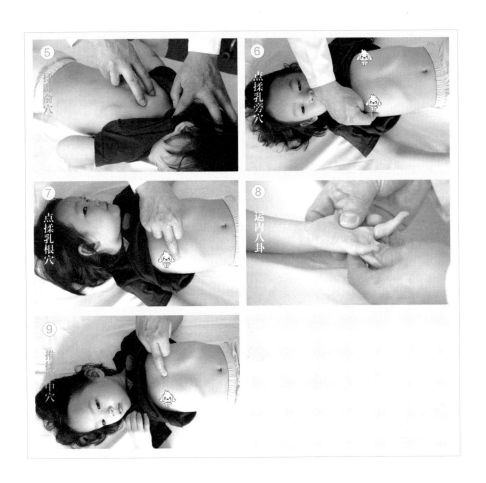

随症加减

1. 风寒者 加推三关 100 ～ 200 次，点揉合谷穴 30 秒，拿捏风池穴 50 次，揉外劳宫、掌小横纹各 100 次。

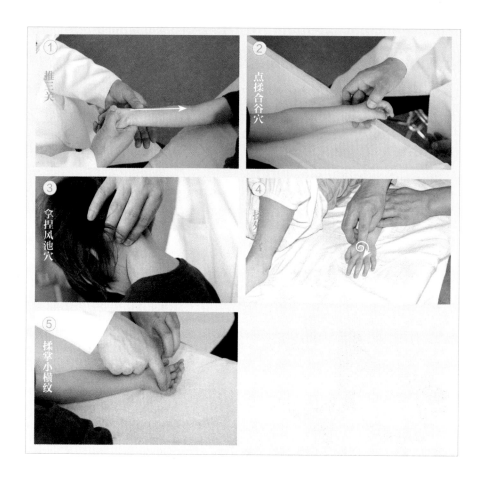

① 推三关

② 点揉合谷穴

③ 拿捏风池穴

④

⑤ 揉掌小横纹

2. 风热咳嗽者 加清天河水、清肺经、退六腑各 200 ～ 300 次，点揉大椎、肩井穴各 30 秒，并提拿肩井穴 10 次。

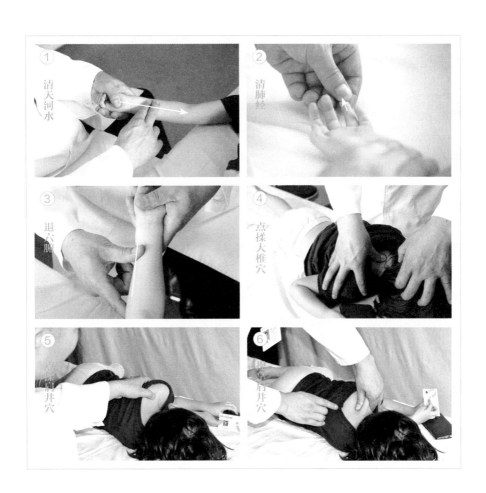

3. 喘咳痰多，听诊有干、湿性罗音者 加推小横纹 100 次，揉掌小横纹 100 次。

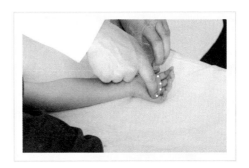

4.痰湿者 加补脾经 200 次，点揉足三里 30 秒，掐揉四横纹 10 次。

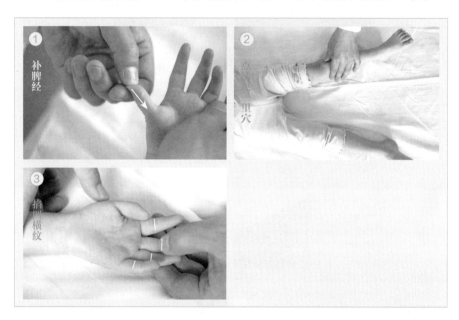

二、内伤咳嗽以养阴清肺，止咳化痰，健脾利湿为主。

手法治疗顺序：背部八法（参考第 2 章背部八法手法）1 遍，补脾经、补肺经各 300 次，点揉膻中、乳旁、乳根、中脘、足三里穴各 30 秒，运内八卦、揉肺俞穴各 200 次。

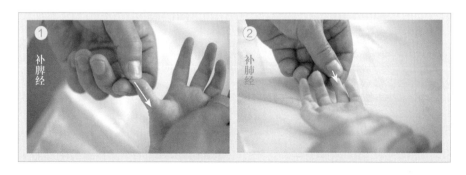

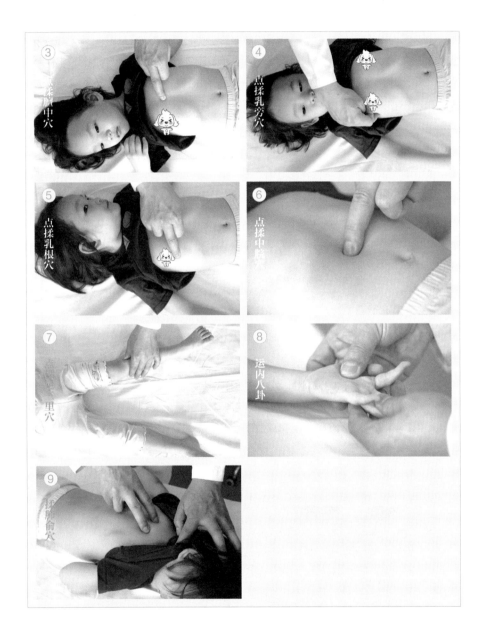

③ 点揉膻中穴

④ 点揉乳旁穴

⑤ 点揉乳根穴

⑥ 点揉中脘穴

⑦ 足三里穴

⑧ 运内八卦

⑨ 按揉肺俞穴

随症加减

1.体质虚弱、咳嗽日久并有喘促者 加补肾经、推三关各 100 ～ 200 次。

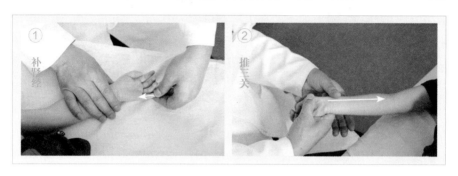

2.肺阴虚者 加揉上马 100 ～ 200 次。

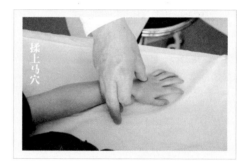

3.咳痰不爽者 加点揉天突、丰隆穴各 30 秒。

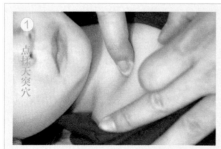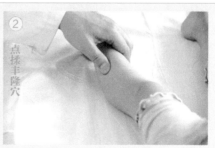

家庭食疗小妙方

(1) 风寒咳嗽：用紫苏 9 克，陈皮 9 克，白萝卜 12 克（切片），红糖适量，清水一碗，一起熬至半碗的量，令小儿趁温喝下。

(2) 风热咳嗽者：用鸭梨一个（去核），杏仁 9 克，冰糖 10 克，煮水喝。

(3) 干咳无痰，咳嗽日久者：用松贝 3 克，雪梨 1 个，冰糖适量煮水，或用雪梨去核加入松贝隔水蒸 40 分钟以上食用。

(4) 痰热咳嗽者：用鱼腥草 30 克，杏仁 9 克，桔梗 3 克，水适量，共煮后煎服。

(5) 肺阴亏虚者：可服用双汁饮（甘蔗汁、荸荠汁各 30 克）；玉竹沙参（各 50 克）老鸭（1 只）煲；冰糖（20 克）炖燕窝（3 克）；乌梅百合（各 20 克）粥。

(6) 肺热伤津、痰热咳嗽、痰黏稠者：可多食用萝卜、荸荠、鲜藕、芦根等可清热、生津止渴的食物。

(7) 阴虚肺燥、干咳痰稠、痰中带有血丝、津少口渴者：可食用银耳等具有滋阴润肺，补脾开胃，益气清肠功效的食物。

(8) 肺燥咳嗽，虚烦失眠者：可食用百合等具有润肺止咳、清热解毒、利湿消积、宁心安神作用的食物。

(9) 秋燥咳嗽者：可频饮三鲜汁，方法是用鲜藕、荸荠、梨各 300 克，白糖 30 克，一起榨汁；服用百合银耳粥或梨粥；川贝、雪梨隔水蒸食。如果咳嗽发生在初秋，可让患儿食用雪花梨、香水梨、杏仁、沙参、川贝或秋梨膏等；如果咳嗽发生在深秋，可以用杏仁、橘子皮、紫苏叶、红糖一起煮水，让患儿频饮。

哮喘不再来，点揉穴位效果好

哮喘是以阵发性呼吸困难，呼气时间延长，喉间哮鸣、痰吼为主要临床特征。哮是指呼吸急促，喉间哮鸣有声；喘是呼吸困难，较重时张口抬肩呼吸，鼻翼煽动，不能平卧，大汗淋漓，四肢发冷，口唇青紫等。

哮喘属于反复发作性的肺部过敏性疾病，多见于 6 岁以下的幼儿，其涵盖了现代医学中的支气管哮喘、喘息性支气管炎。由于本病的发生有些与过敏体质相关，属免疫变态反应性疾病，因此具有一定的遗传因素。但随着小儿年龄增长，机体免疫能力的提高，哮喘发作的频次和程度会逐步下降，治愈率也相对较高。

就近年来的环境和气候而言，尤其是在我国的北方地区，极端天气频发，昼夜温差较大，除夏季外的其他季节都是哮喘发病率较高的时期，而且又以早晨和夜晚发作最为频繁。

哮喘发作的原因不外乎内因和外因两个方面：

1. 内在因素 主要是小儿先天禀赋不足，肺、脾、肾三脏的功能尚不够完善，因此抵御外邪、输布津液、蒸腾气化水液的能力等方面均不能达到理想的状态，致使痰湿内生，阻塞或停滞于气道，从而产生哮喘。

2. 外在因素 气候骤变，感受风寒，着凉；过食生冷寒凉或咸酸之品；过敏体质（对花粉、鱼虾、肉类、鸡蛋、螨虫、油漆、杀虫气雾剂、绒毛纤维等产生过敏反应）；有些小儿在雾霾天气、过度疲劳或情绪过于激动时也会诱发本病的出现。

王医生教您做推拿

治疗儿童期出现的哮喘病证，推拿之法虽不是首选治疗此病的方法，但在改善儿童体质、增强抵抗能力方面能够发挥积极的作用，因此也可以作为哮喘病证治疗的重要辅助手段之一，且手法操作得当，持之以恒，也能起到很好的预防之功。

根据哮喘发作初期、发作期和缓解期所出现的症状，可采取不同的推拿手法进行治疗：

1. 哮喘发作初期、发作期　起初小儿往往会先感觉到鼻子、咽喉部位发痒，流鼻涕，打喷嚏，咳嗽或全身不舒服等，继而出现呼吸困难，呼气时间延长，喉间痰鸣有声，痰黏，量少，咯吐不爽，严重时端坐呼吸，不能平躺等，有时先要咯出大量黏稠泡沫、痰液时症状才得以缓解。

推拿手法治疗措施：补脾经、补肾经各 200 次，点揉天突、膻中、丰隆、乳根、乳旁穴各 30 秒，清肺经、推肺俞穴各 100 次，运内八卦、揉板门、揉掌小横纹、清天河水各 100 次，点揉足三里、定喘穴各 30 秒，双手拇指从定喘穴开始自上而下推揉夹脊穴 200 次。

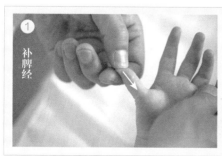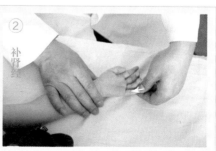

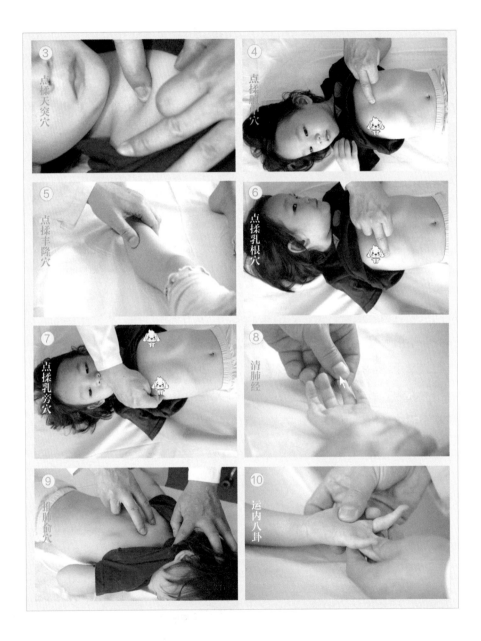

③ 点揉天突穴

④ 点揉膻中穴

⑤ 点揉丰隆穴

⑥ 点揉乳根穴

⑦ 点揉乳旁穴

⑧ 清肺经

⑨ 揉肺俞穴

⑩ 运内八卦

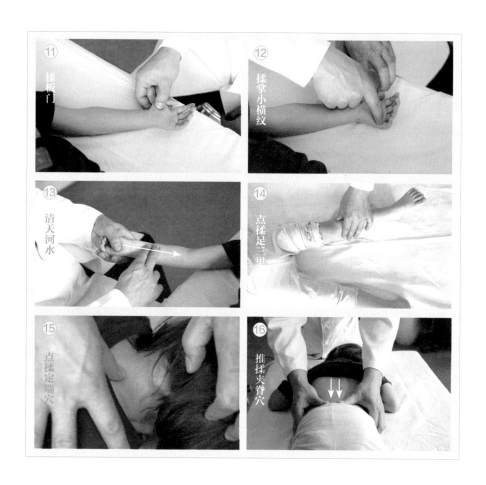

⑪ 揉板门

⑫ 揉掌小横纹

⑬ 清天河水

⑭ 点揉足三里

⑮ 点揉定喘穴

⑯ 推揉夹脊穴

2. 哮喘缓解期　发作期过后若肺、脾、肾三脏阳气损伤过重，小儿会出现面色苍白无华、乏力气短、自汗出、四肢冰冷、绵软无力、食欲不振、大便稀溏等症状。

推拿手法治疗措施：补脾经、补肺经、补肾经各 200 次，点揉肺俞、脾俞、肾俞穴各 30 秒，点揉足三里、三阴交穴各 30 秒，双手拇指或单手大鱼际搓揉涌泉穴至局部皮肤发热，点揉板门、外劳宫各 100 次，推三关 100 次，清天河水 50 次。

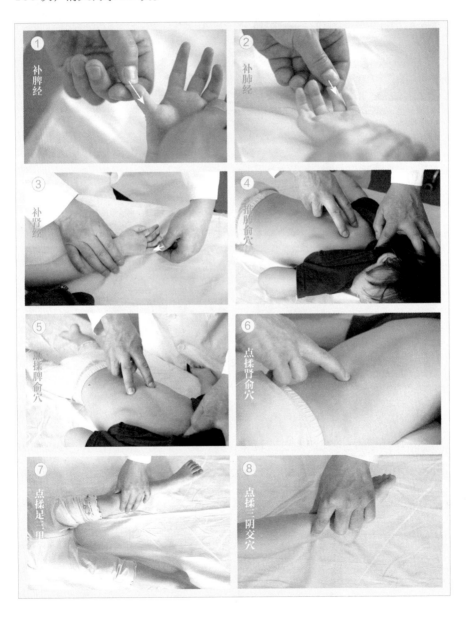

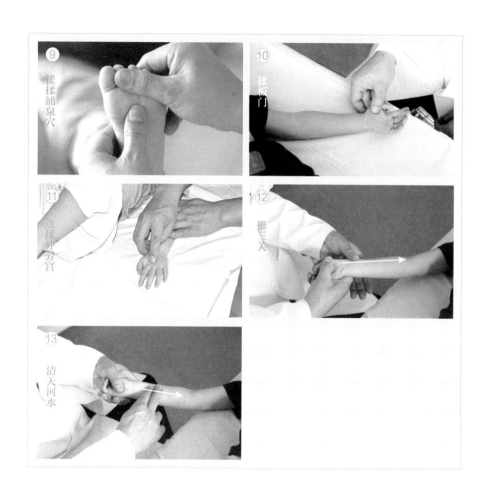

家庭食疗小妙方

　　(1) 冬虫夏草有很好的滋补肺、肾的功效，可以用冬虫夏草 3～6 克，生姜 3 片，精瘦猪肉 300 克，太子参 10 克，水适量，一起炖煮食用。

　　(2) 蒸熟的山药泥和甘蔗汁共煮食用。

　　(3) 淡豆豉 10 克，芦根 30 克，冬瓜子 15 克，薏米 15 克，粳米 50 克，清水适量，共煮成粥食用。

(4) 白扁豆 100 克，陈皮 12 克，粳米 50 克，清水适量，一起煮粥食用。

生活防治小贴士

(1) 加强小儿身体素质锻炼，自然环境允许时多去户外活动和晒太阳。

(2) 避免寒凉，预防感冒。

(3) 避免接触宠物毛发、花粉、烟尘、油漆以及污染气体的刺激。

(4) 饮食不可过咸、过饱、过甜或过于油腻，忌食生冷食物。

小儿打嗝儿，亲手推拿疗效好

小儿呃逆俗称"打嗝儿"，是胃气不往下降，反而上逆，出现咽喉部"呃"声连连，声短而频，一段时间内不能自控的现象。现代医学又称之为"膈肌痉挛"。打嗝儿如果是偶尔出现、症状比较轻，一般属于正常生理反应，基本上不需要治疗就能够自行缓解。

小儿出现呃逆往往是两大方面的原因：一是吃饭时过急、过凉、过烫或吃得太饱，户外运动时吸入冷空气，瞬间感受寒冷刺激，或者过于兴奋、情绪激动等；二是由于一些胃肠道、肝胆、纵隔、肺部等疾病，或脑炎、中暑、病后体质虚弱、药物过敏等而引发膈肌痉挛，出现打嗝儿病症。

传统医学中呃逆称之为"哕"或者"哕逆"，为脾胃（中焦）、心肺（上焦）、外邪（感受风寒、空气质量差、饮食不节制、身处容易造成小儿过于激动或精神紧张的环境）等原因使胃气上逆动膈而致病，其病因往往和饮食不当、过食生冷寒凉、情志不舒、平时或病后身体虚弱等有关。

打嗝儿病症虽小，但由于病因较为复杂，因此出现的证型、表现和伴随的症状等也有其各自不同的特点。

1. 胃寒型 打嗝儿声音较长且沉缓有力，感觉胸膈、胃脘部位不舒适，遇到寒凉时打嗝儿加重，得热时症状减轻，且有喜欢温热饮食、口淡不渴、食欲不佳等表现。

2. 胃热（火）型 打嗝儿声音洪亮有力，冲逆而出，兼有口臭口渴、喜爱寒凉饮食、大便干燥、小便黄等表现。

3. 饮食积滞型 打嗝儿声音短而频繁有力，兼有腹部胀满不舒、厌食、口臭、口中泛酸等表现。

4.气郁痰阻型 常会在情绪低落或情志不畅时出现，表现为呃声连连，胁肋脘腹胀闷不舒服，且伴有口苦、恶心、饮食减少等，情志舒畅则得以缓解。

5.正气不足型 打嗝儿声音沉闷无力，兼有面色苍白、气短疲乏、四肢发凉、饮食减少、精神不振等表现。

王医生教您做推拿

俗话说"儿童打嗝儿不是病"，只是一种正常的生理反射现象，但其他疾病也会引发。推拿手法治疗能起到降逆和胃、清热利湿、宽胸理气的作用。从现代医学角度分析，推拿能有效调节迷走神经和膈神经功能，缓解膈肌痉挛。建议根据患者情况每日推拿 1 次或者数次，出现打嗝儿就可以马上进行推拿，有很好地降逆止呃效果。家长朋友们不妨一试！

下面我所介绍的推拿治疗手法适用一般性打嗝儿的缓解或其他原因引起打嗝儿的辅助性治疗。

推拿手法治疗措施：先点揉内关、合谷、足三里、天突、膻中穴各30秒，点揉并推攒竹、鱼腰穴各50次，腹部推拿三法(参考第2章腹部推拿法手法)、背部八法（参考第2章背部八法手法）各1遍。

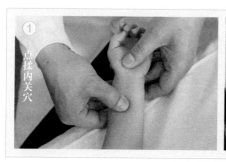
① 点揉内关穴

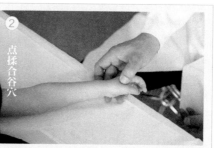
② 点揉合谷穴

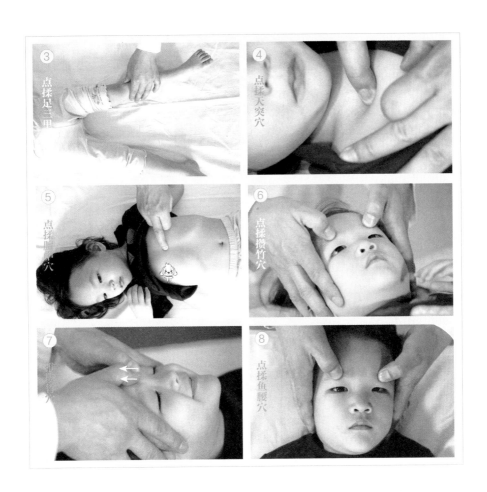

随症加减

1. 胃寒呃逆者 加推三关 200 次，点揉气海穴 30 秒。

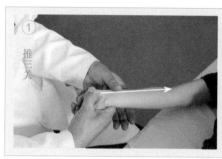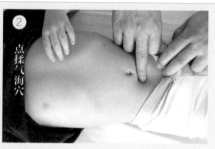

2. **胃热者** 加清胃经 200 次，退六腑 100 次。

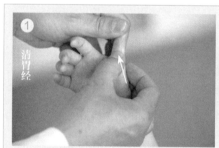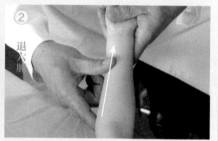

3. **食积者** 加清大肠经、清脾经各 200 次，搓揉板门 30 次，掐四横纹 30 次。

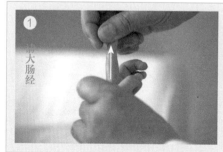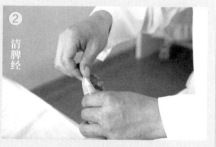

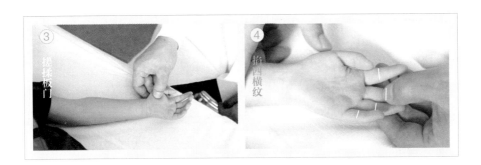

　　4. 气郁痰阻呃逆者 加点揉丰隆、中府、云门、期门、章门穴各 30 秒，清肝经、清肺经各 100 次。

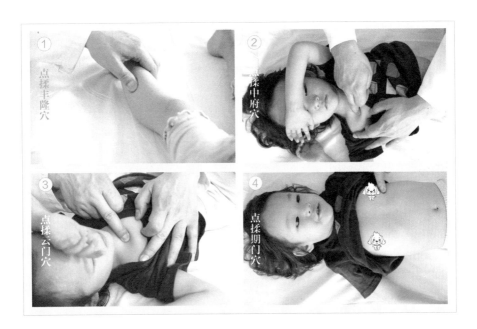

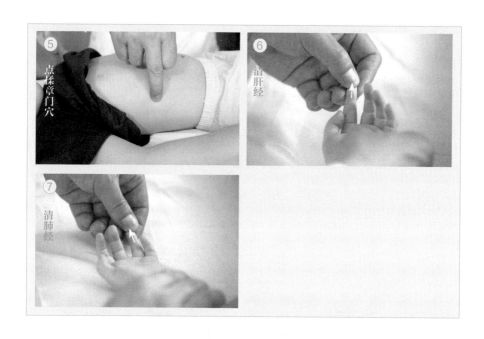

5. 正气虚弱者 加点揉气海穴 30 秒，补脾经、补肾经、补胃经各 100 次。

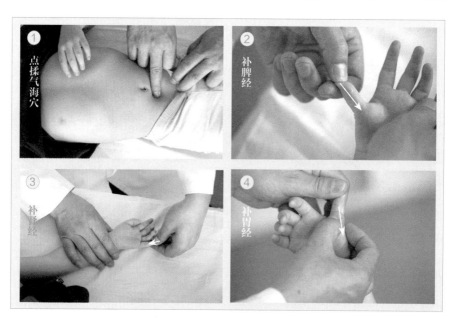

家庭食疗小妙方

(1) 芦根 20 克，冰糖适量，泡水代茶饮用。

(2) 芦根 20 克，竹茹 20 克，水适量，共煮，每天饮用 2 次。

(3) 百合 15 克，麦冬 15 克，精瘦猪肉 100 克，清水适量，共煲汤食用。

(4) 豆腐 300 克，苦瓜 30 ~ 50 克，水适量，共熬汤食用。

(5) 猪肚 200 ~ 300 克，白胡椒 20 ~ 30 粒，水适量，共煮食用。

生活防治小贴士

(1) 应鼓励小儿养成良好的饮食习惯和方式，家长尽量把食物做成小碎块，要定时定量，吃饭时要细嚼慢咽，不要说话太多，古人说："食不言，寝不语。"是有一定道理的。尽量少吃生冷、辛辣、油腻等对胃肠刺激较大的食物。

(2) 年龄稍大些的小儿自己吃饭喝水时，家长要嘱咐其不要过急、过快；对于较小的婴幼儿尽量不要在其哭闹严重时立即进行哺乳。

(3) 尽可能不要让小儿喝产气较多的碳酸饮料，比如可乐、雪碧等汽水。

(4) 风较大或天气偏寒冷时，在户外活动应注意避免受寒着凉，不要让小儿大声喊叫，以免吸入凉气太多。

(5) 哺乳时婴儿出现打嗝儿，可以将其抱起，用空心掌轻轻拍打背部；大些的小儿因着凉而呃逆时先要让其喝一些温开水，以缓解症状。

(6) 让小儿保持良好的精神状态和情绪也是预防呃逆的重要措施。

呕吐不适，摩腹推背止吐妙

呕吐是指乳食从胃内或一部分小肠内，经过食道逆流出口腔的一种本能性反应动作，是小儿时期较为常见的脾胃系统症候。小儿出现呕吐的原因多是由于内伤乳食、胃肠积热、体内虚寒所致，也是消化道疾病中比较常见的一个病症，与现代医学的急、慢性胃炎、消化不良、胃肠功能紊乱等疾病相似。

下面总结一下引起呕吐的常见原因：

1. 乳食所伤　古人多认为，小儿呕吐病症伤于乳食，病起于胃。简单理解就是，乳食不节，食量过多，哺乳不当，吃大量生冷油腻等不易消化吸收的食物，积聚在肠胃之内，导致胃的受纳和运化功能失职，升降失调，不往下降，反而向上逆出。

2. 胃肠积热　较大儿童吃大量辛辣、生热食物，或乳母过食辛辣、油腻之品，乳汁蕴热等均可引起小儿胃肠中大量积热；在夏秋季节，也有儿童因感受到湿热之邪气后，湿热停滞于中焦脾胃，胃气上逆于口，引发呕吐。

3. 脾胃虚寒　《素问·举痛论》中说："寒气客于肠胃，厥逆上出，固痛而呕吐。"小儿平时脾胃虚寒、薄弱，脾胃阳气不足，气机失调，痰水停留于脾胃，日久而上逆呕吐，又被称之为寒吐。

不同的原因所致呕吐其表现出的症状也有所区别：

1. 乳食所伤呕吐　呕吐频繁，呕吐物为酸馊乳块或不消化食物，且有口臭、腹部胀满、大便酸臭、不想吃饭、舌苔厚腻、指纹滞（食指脉络紫滞，推之不畅，回流较慢）等表现。

2. 胃肠积热呕吐　吃进去即吐，呕吐物呈酸臭气味，时有身热、口渴、喜欢饮水、烦躁易怒、嘴唇干、面部红、大便秘结、小便黄、舌红苔黄、指纹色紫的表现。

3.脾胃虚寒呕吐 进食时久方吐，或朝吃暮吐，往往时作时止，呕吐之物多为清稀痰水，或不消化食物，酸臭不明显，并会伴有面色苍白、手脚冰凉、腹部隐隐作痛、大便稀、舌淡苔白、指纹色红的表现。

王医生教您做推拿

在排除先天性消化道畸形、肠套叠等其他器质性病变外，推拿手法当是治疗呕吐的首选治法之一，它能够起到很好的清胃肠之热、消除积滞、健脾和胃、温中散寒、降逆止呕吐的作用。

小儿发生呕吐后，推拿手法为：先摩腹50～100遍，背部八法（参考第2章背部八法手法）1遍，点揉中脘、足三里、内关穴各30秒。

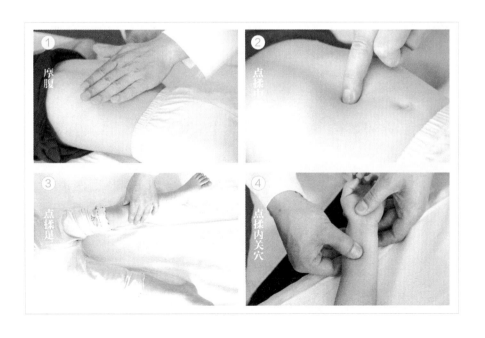

根据引发呕吐的原因不同，再添加如下手法：

1.**伤食吐者** 加补脾经、清大肠经、揉板门、退六腑、运内八卦各100次。

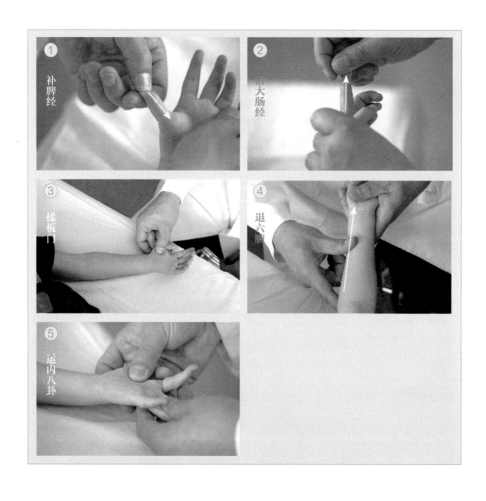

2. **胃热呕吐者** 加清脾经、清小肠经、清大肠经、退六腑各 100 次，点揉天枢穴 30 秒，推龟尾穴 50 次。

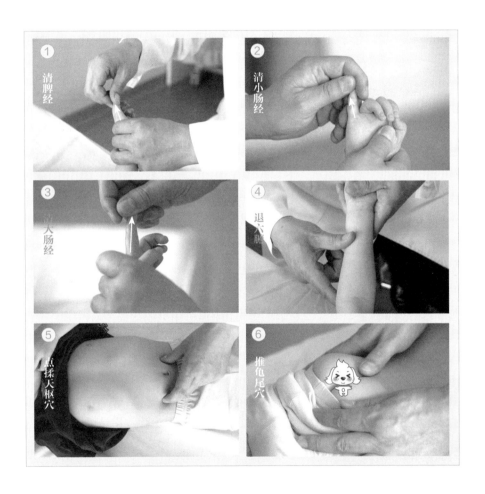

3. **脾胃虚寒者** 加补脾经 200 次，揉板门、外劳宫穴、推三关各 50 次。

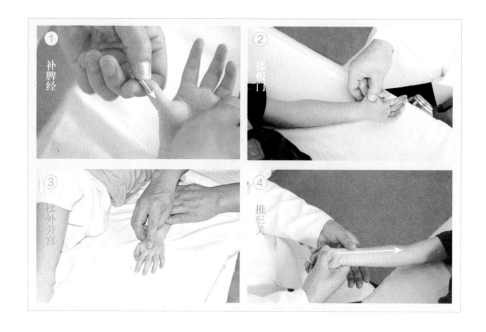

生活防治小贴士

(1) 对于呕吐频繁，甚至喝一口水就要呕吐出来的儿童，不妨尝试一下4～6小时禁食的方法，恢复期也要清淡饮食1天左右。

(2) 呕吐时应尽量让小朋友采取侧身躺，或者抱正其身体，从下往上轻轻拍打背部，以免出现呛咳，并要及时漱口，清除口腔内的呕吐之物。

(3) 生姜的味道虽不太容易被小孩子们接受，但止吐效果是可以肯定的。比如生姜配橘皮、生姜配佛手、生姜配丁香（或柿蒂）、生姜配白术（或猪肚）、生姜配紫苏叶（或红糖）等做成汤粥也可以起到止吐作用。

(4) 平时要求小儿尽量少吃或者不吃生冷、油腻食物，尤其是像冰淇淋、冰棍儿、冰冷饮料，特别是脾胃虚弱或虚寒者更应引起高度重视，如酸奶、水果等从冰箱里拿出来就吃，也是不可取的习惯，最好放置在冰箱外2～4

小时后再吃。

(5) 呕吐较严重时容易继发其他呼吸道病变，且反复呕吐易导致脱水、酸中毒等，如出现这些情况应积极就医，配合药物治疗。

厌食不用愁，提高食欲有高招

小儿厌食症多表现为长时间感觉吃饭不香，没有食欲，看着饭发呆，甚至哭闹、拒绝吃饭等。由于厌食会导致孩子营养不良，生长发育迟缓，同时还会令免疫力低下。所以，家长常常追着喂饭，希望孩子能多吃两口。然而，这样的做法不仅没有让孩子养成吃饭的好习惯，而且营养也没有跟上。遇到小儿患上厌食症，家长该怎么办呢？首先，大家要了解孩子不爱吃饭的真正原因。

通常情况下，小儿不喜欢或拒绝吃饭的原因有以下几个方面：

1.平时的饮食习惯和饮食方式不科学、不合理。比如没有规律和节制，经常饥一顿饱一顿或偏食；喜欢吃肉、鱼、虾等高热量食物，不吃水果、蔬菜、粗粮等富含维生素和膳食纤维多的食物；不爱喝水，喜欢喝饮料、冷饮，吃过多甜食，喜欢的食物猛吃，不喜欢的一点不吃；不按时吃饭，或者吃饭的时候不吃，饿了吃零食；常吃膨化、带色素、含添加剂、含防腐剂的食品。这些不良饮食习惯会使脾胃受损，消化和吸收功能减弱，从而引起食欲减退甚至讨厌吃饭。

2.小儿的妈妈在哺乳期间喜欢吃寒凉、油腻、甜食等容易生痰生湿的食物，或者小儿过食生冷瓜果、冷饮、甜品等，使小儿脾胃阳气受损，生痰生湿后又容易壅阻肠胃，从而影响了消化功能，导致小儿不想吃饭、拒绝吃饭，甚至有的看见饭就想吐、哭闹。

3.有些小儿有爱吃手指头的习惯或吃了不干净的食物，致使胃肠道内虫积，脾胃气机发生了紊乱，消化和吸收能力受到了影响，从而出现厌食，不愿意吃饭。

4.对于先天脾胃功能不足或者本来就有些疾病的小儿，由于后天没有及时调养、病情未得到及时的控制，时间久了也会影响到脾胃功能，消化和吸收能力随之下降，造成吃饭时打不起精神，甚至干脆拒绝吃饭。

孩子除了不爱吃饭、食欲减退和拒绝吃饭外，还分别会有其他不同的症状，综合分析这些表现，我们也可以推断出孩子厌食的原因。

1. 如果孩子出现面无光泽，不想吃饭，口淡无味，甚至拒绝吃饭，身体偏瘦，大小便及精神状态却不受影响，那您的孩子多是脾胃的运化功能失调。

2. 如果孩子除不喜欢及拒绝吃饭外还会出现口内干燥、喝水多、皮肤缺乏水分、大便干、舌质偏红或出现光剥苔（舌苔部分或全部剥落，舌面广洁如镜），那您的孩子多是胃内阴液不足。

3. 如果您的孩子经常有全身无力、容易疲劳、面色发黄、精神状态不佳、消瘦、容易出汗、稍微吃点饭就会出现大便完谷不化等表现，那您的孩子多是因为脾胃之气较虚弱造成的。

下面几个要点帮您准确判断小儿厌食症：

1. 不想吃饭，看着饭发呆，甚至拒绝吃饭。

2. 体形偏瘦，面色苍白或萎黄无光泽，活动能力和精神状态基本不受影响。

3. 平时有明显的饮食不节制、不合理，喂养不当或者是病后未能及时得到调养等情况。

4. 出现上述情况在 1 个月以上者。

王医生教您做推拿

儿童食欲不振，不想吃饭，甚至出现了厌食现象，做家长的除注重良好的教育和心理调整外，最可靠的纠正方法当属推拿手法治疗，其操作简便、见效迅速、儿童容易接受等优势，已被众多人所推崇。

对于厌食的推拿手法治疗措施，要先点揉足三里、天枢、中脘穴各30秒，继而摩腹50遍，背部八法（参考第2章背部八法手法）1遍。

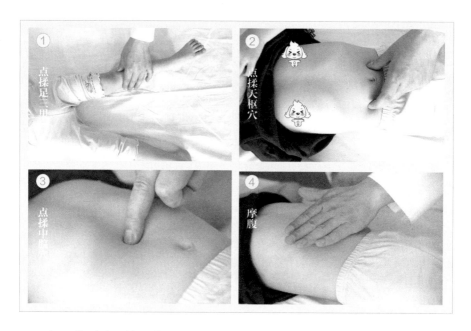

如果您对孩子的厌食原因有了初步的诊断，您还可以加上以下手法：

1. 脾胃功能失调者 加补脾经、补胃经200次，点揉板门、运内八卦200次。

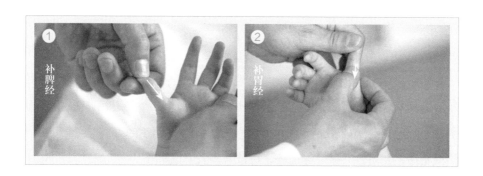

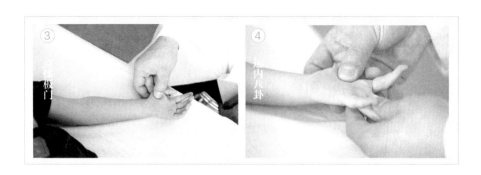

2.胃阴虚者 加补肾经 200 次，拇指或大鱼际搓揉涌泉穴至局部皮肤发热。

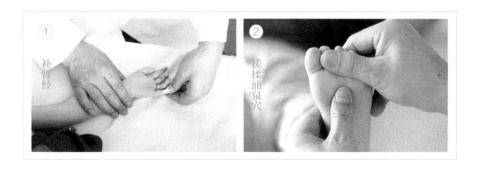

家庭食疗小妙方

⑴ 脾胃虚弱引起的厌食，孩子可以食用：

①山药粳米粥：山药 30 克，粳米 50 克，水适量，共煮成粥，每天 1 次。

②莲子粳米粥：莲子肉 15 克，粳米 30 克，水适量，莲子先泡软再煮，然后加入粳米煮成粥。

③猪肚包莲子：猪肚 1 个，莲子肉 15 克，精盐适量，清水适量，莲子先清水泡软塞入洗净的猪肚内，用棉线缝好，共煮 1～2 个小时，吃肚和莲子。

(2) 饮食没有节制导致的厌食症，孩子可以食用麦芽山楂粳米粥：炒麦芽 10 克，生山楂 6 克，粳米 50 克，白糖适量，水适量，共煮成粥，每天 1 次，连服 5 ～ 7 天。

(3) 饮食无度导致的厌食，孩子可以食用助消化粥：山药 30 克，莲子肉 10 克，麦芽 6 克，芡实 9 克，扁豆 15 克，山楂 10 克，水适量，共煮成粥，每天 1 次，连喝 3 ～ 5 天。

(4) 胃阴不足导致的厌食，孩子可以食用沙参玉竹鹅肉汤：北沙参 10 克，玉竹 15 克，淮山药 30 克，新鲜鹅肉 300 克，精盐适量，清水适量，共煮为汤。

如果您对厌食症的病因分析得不够清晰，那么在饮食疗法中让孩子多食山楂、麦芽、萝卜、葵花籽、南瓜也是不错的选择。

生活防治小贴士

生活中，家长朋友们应注意引导小朋友养成良好正确的饮食习惯和饮食方式，逐渐去除挑食、偏食的小毛病。更重要的是家长要以身作则，起到良好的榜样作用。平时，经常会遇到有些家长从来都是拿各种各样的饮料当作白开水来喝，喜欢吃油腻、辛辣等高热量、高糖食物，这样不仅给自己的身体造成伤害，而且对孩子也产生了很大的负面影响。事实证明，父母如果挑食、偏食或者饮食不节，孩子出现厌食的概率很高。《医宗金鉴·幼科心法要诀》正所谓"乳贵有时，食贵有节"，《吕氏春秋》中"食能以时，身必无灾"，说的就是良好饮食习惯对健康的重要作用。

胃积食，分推腹部健胃消积

胃积食，中医又叫积滞，其发生多是由于喂养不当，食物停滞于胃肠，积聚而不得消化，气机停滞而不能下行所引起的一种胃肠病症。孩子往往会出现食不消化，食欲不振，大便不规律，体重增加不明显等表现。

本病多见于 3 岁以下的婴幼儿，夏秋季节发病者较多，尤其是先天禀赋不足，素体脾胃功能较弱的小儿，非母乳喂养的小儿更容易患此病。此外，本病既能单独出现，也会夹杂在感冒、腹泻、疳证等疾病之中。与现代医学的慢性消化不良、功能性消化不良、轻度营养不良比较相似，属于多种因素引起的消化系统慢性功能紊乱。若治疗和调理得当，预后一般都比较良好。失治、误治或调理不当，病症日久得不到好转和恢复，会导致营养不良和发育障碍，而形成疳证。

胃积食的出现大致是由于乳食积聚于肠胃，不能充分消化。大多与小儿饮食无规律、无节制，过食辛辣、寒凉生冷、肥甘油腻之品，造成脾胃功能受挫，消化吸收能力降低，乳食停滞于肠胃有关。多表现为食欲不佳，呕吐酸馊不化食物，口臭，大便秘结或酸臭，腹部胀满或疼痛，手脚心发烫，夜晚睡眠不安，容易烦躁哭闹，甚至面黄肌瘦等。

王医生教您做推拿

儿童胃积食的治疗原则应以健脾胃、消除积滞和补益气血为先，推拿手法当属适宜可靠的方法。

推拿手法治疗时先做腹部推拿三法（参考第 2 章腹部推拿三法）1 遍，分推腹部至皮肤发红发热，继而补脾经、揉板门各 200 次，清大肠经、清胃经各 100 次，运内八卦、掐揉四横纹各 100 次，点揉足三里穴 30 秒。

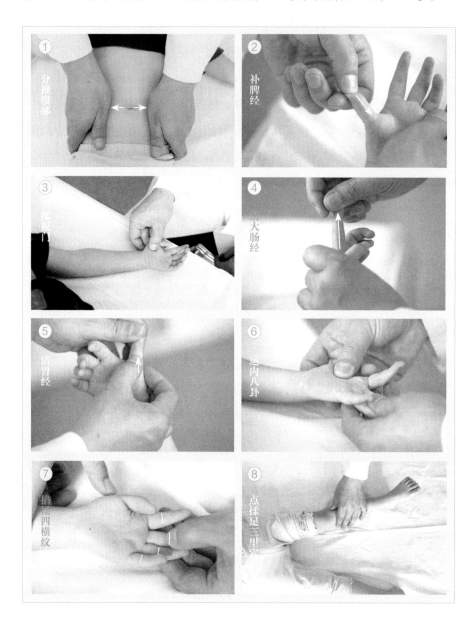

2.脾胃虚弱夹杂积滞，由于小儿继往脾胃功能不足，腐熟食物和运化能力失职，再有乳食不适当，就会导致食物不能消化而停滞于肠胃，大多出现倦怠乏力，不思饮食，面色萎黄，食后腹部饱胀，呕吐不消化食物，大便稀溏等症。

推拿手法治疗时先做腹部推拿三法(参考第 2 章腹部推拿三法手法)1遍，做背部八法（参考第 2 章背部八法手法）1 遍，相继再做补脾经、推三关各200 次，揉外劳宫、小横纹各 100 次，点揉足三里穴 30 秒，搓揉涌泉穴至局部皮肤发热。

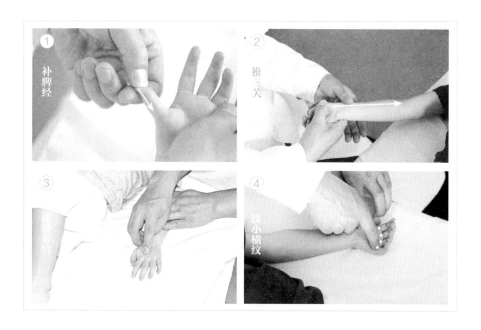

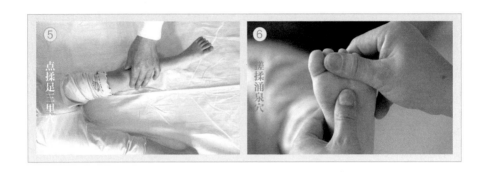

点揉足三里

搓揉涌泉穴

家庭食疗小妙方

很多人认为孩子出现胃积食时，不能再吃食物，担心食物越积越多。其实，孩子不是不能再吃东西，而是要吃对东西，下面几款粥对恢复孩子的胃肠道健康有很大帮助，您不妨试一试。

(1) 山楂粥：山楂 20 克，大米 50 克，水和白糖适量，共煮成粥。

(2) 南瓜粥：南瓜 300 克，大枣 10 克，红糖和水适量，煮粥食用。

(3) 山药粥：山药 200 ～ 300 克，粳米 50 克，共煮粥。

(4) 麦芽粥：麦芽 20 克，水和白糖适量，共煮成粥。

生活防治小贴士

(1) 积滞判断要点：主要是食欲不振，食物不易消化，肚子胀，大便不调，烦躁哭闹，睡觉不踏实，呕吐不消化食物等，并且有伤及乳食的情况。

(2) 倡导母乳喂养，减少胃肠负担。有些年轻妈妈为了追求体形美而不实行母乳喂养，或过分强调高营养、高热量乳食，生怕孩子输在起跑线上，整天大鱼大肉、牛奶、鸡蛋、洋快餐、油炸食品等，殊不知小儿摄入热量过多会给孩子的肠胃增加过多负担，加之小儿本身肠胃功能发育尚未完善，更进一步加重了肠胃损伤，引起慢性功能性消化不良。

(3) 保持大便通畅，避免长期出现便秘和腹泻，养成良好的排便习惯，对于小儿来说，也是至关重要的环节之一。

(4) 对于需要添加辅食的婴幼儿，无论是在品种和数量上都应该逐渐增加，不能偏食、食物过杂，目的是让肠胃有一个逐渐适应的过程。

(5) 饮食定量，起居有时，避免偏食，少吃零食，尤其是甜品、带有防腐剂、添加剂和色素的食物。对于一些所谓的营养品、滋补品、保健品，也应该谨慎选择，必要时应有专业人士指导，以免给肠胃造成不必要的负担，甚至伤害。

腹痛用推拿，家人不用乱着急

腹痛俗称"肚子疼"。疼痛位置多出现在胃脘部下方，肚脐两旁以及耻骨联合以上。现代医学认为，引起腹部疼痛的原因与胃肠道、肝胆、泌尿系统疾病有关，腹腔淋巴结炎以及腹膜炎症等也会导致腹痛。古医书《素问·举痛论》中记载："寒气客于肠胃之间，膜原之下，血不得散，小络急引故痛""热气留于小肠，肠中痛，瘅热焦渴，则坚干不得出，故痛而闭不通矣。"本节我主要谈一下中医理论范畴内所提到的感受寒邪、脾胃虚寒、气血瘀滞、积食、虫积等引起的腹痛，这些当属功能性的，而非西医外科学的急腹症。

导致腹痛的原因不同，会有不一样的疼痛表现，其性质、部位和伴随症状等都会不尽相同。

1. 外感寒邪　小儿过多食用生冷瓜果、冷饮或寒凉食物，或因为天气寒凉未能及时增添衣服，致使风冷寒凉之气直接侵犯胃肠，气血凝滞不畅而引发腹痛。

外感寒邪引起的腹痛往往是阵发性的拘挛疼痛，遇寒凉时加重，遇温暖则减轻，同时也会有面色苍白，口唇青紫，手脚发凉，疼痛严重时还会伴有额头出冷汗。

2. 乳食停滞　多是因小儿乳食无节制、暴饮暴食、睡前多食、过食辛辣、肥甘厚腻食物等，使胃肠积热过多，腑气不能通畅下行，气机受阻，引发腹痛。

乳食停滞引起的腹痛，表现为腹胀满，闷痛，按压时疼痛加剧，甚至痛处拒绝按压，还常伴有口臭，大便干燥，容易烦躁哭闹，食欲不振，睡眠不踏实。

3.**虫积腹痛**　疼痛部位多在肚脐周围，突然出现，时疼时止，长时间会面黄肌瘦、食欲减退、睡觉时磨牙、面部有虫斑等。

4.**脾胃虚弱**　有些小儿脾胃阳虚，运化能力不足，由于气机不通畅，脾胃偏于虚弱、虚寒也会出现腹部绵绵疼痛。小儿病程较长还会有面黄肌瘦，手脚冰凉，不思乳食，精神不振，腹胀，腹泻等症。如果进行局部按压或温热敷，疼痛会减轻。

5.**肌肉外伤**　临床上也会有些下肢运动功能障碍的小儿，由于长期训练导致腹部肌肉劳损，出现腹部经常性疼痛，其部位往往在两侧腹直肌。腹痛常在孩子做俯卧撑或下肢运动后出现，我们在触及孩子腹部时，可触及呈条索状粘连的肌肉，且有明显压痛，继续下压时反而疼痛不明显。

王医生教您做推拿

对于伤食、积食、腹部受寒所引起的一些功能性的腹部疼痛，推拿手法治疗确实能起到快速止痛的作用，但对于虫积腹痛，手法治疗只是起到暂时止痛的作用，仍然需要服用驱虫药物。对于一些器质性病变所致腹痛或是一些急腹症的儿童还应及早就医。

腹痛的推拿手法治疗措施，依据病因不同，推拿手法也会有所差别。

1.**腹部外感寒邪而疼痛者**　腹部推拿三法（参考第 2 章腹部推拿三法手法）1 遍，在腹部推拿三法中，点按各穴位均需 30 秒，摩腹 50 ~ 100 遍，推法 10 次，补脾经、运内八卦、揉一窝风、外劳宫各 100 次，背部八法（参考第 2 章背部推拿三法手法）1 遍。

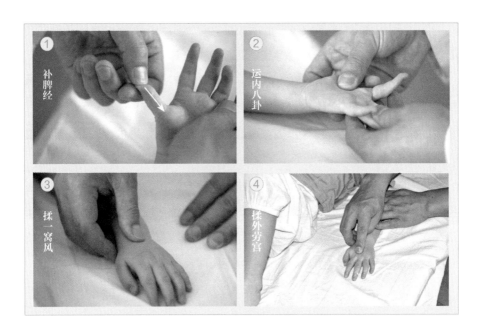

2.积食合并腹胀、腹痛者 可先做背部八法（参考第2章背部八法手法）1遍,腹部推拿三法（参考第2章腹部推拿三法手法）1遍,补脾经、清大肠经、运内八卦、揉板门、推四横纹各200次。

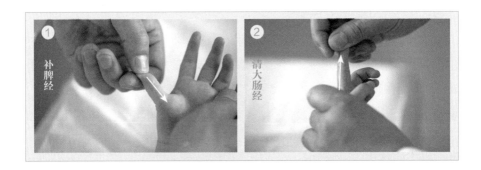

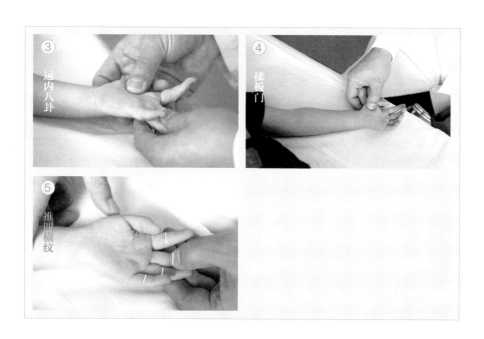

3.肠道虫积腹痛的小儿　先做腹部推拿三法（参考第 2 章腹部推拿三法手法）1 遍，加揉一窝风、外劳宫各 100 次，点揉肝俞、胆俞、胆囊穴各 30 秒。

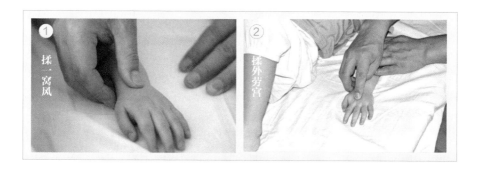

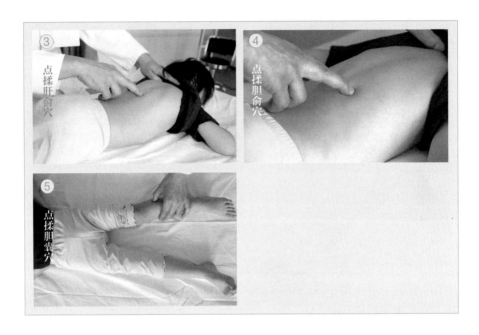

4. 平素脾胃虚弱而腹痛者　先做腹部三法（参考第 2 章腹部推拿三法手法）和背部八法（参考第 2 章背部八法手法）各 1 遍，补脾经、揉外劳宫、运内八卦各 200 次，点揉足三里穴 30 秒，搓揉涌泉穴至局部发热。

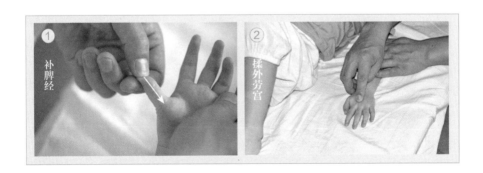

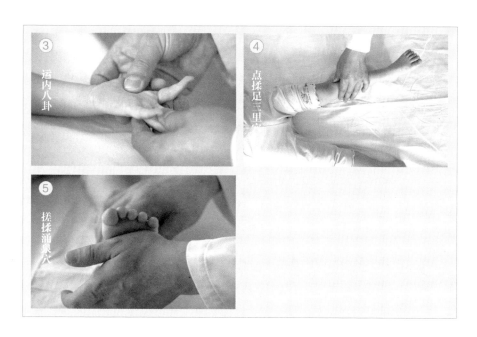

5. 腹部肌肉劳损的疼痛 可做专业性较强的、更有针对性的局部手法治疗，一般以点揉法、弹拨法、拿揉法、掌揉法、推法等，使腹部粘连的肌肉得以松解，痉挛得到缓解，减轻疼痛。

家庭食疗小妙方

干姜 5 ～ 10 克，大米 30 克熬粥食用；干姜、红糖、陈皮一起煮水饮用；或用白萝卜煮水，加蜂蜜适量调味饮用等方法缓解虚寒腹痛。

生活防治小贴士

(1) 有明显虫积症状者，可以根据年龄选择服用相应的驱虫药物。建议3岁以上的小儿，每半年服用打虫药1次。

(2) 对于运动损伤引起的局部腹痛，除手法治疗外，还可以用花椒水或者淡盐水进行局部热敷15～20分钟，以加快恢复速度。

(3) 注意饮食卫生，食应有时有节，不要过食生冷油腻；对于虚寒者应食用偏温补食物，比如牛肉、羊肉、莲子、山药、大枣、桂圆肉、豆制品、奶类、蛋类等；腹胀明显的小儿应尽量不吃红薯、南瓜、土豆等淀粉含量较高以及含糖量较高的食物，避免产气过多，可多吃一些白萝卜、菇类、姜、蒜等温胃行气之品。

(4) 热敷肚脐及腹部疼痛部位：可以用食盐炒热或微波炉加热，拿布包好进行热敷；也可以用生姜、葱白、食盐、淡豆豉一起炒热进行热敷；也可以用丁香、肉桂、藿香、陈皮、白豆蔻一起炒热后局部热敷。

腹泻，背部八法止泻护肠道

腹泻又叫泄泻，俗称"拉肚子"，主要指在一定时间内大便的次数过多，并且质稀或者大便如水样。年龄越小的婴幼儿患病率越高，尤其是 3 岁以下的小儿。此病症虽然一年四季都可以出现，但往往夏秋两季发病者较多。

腹泻出现的原因大致有感受外邪、饮食所伤和平时脾胃虚弱等。其中，脾脏功能紊乱与腹泻有密切关系，其发病的因素多是湿邪过重。《幼幼集成·泄泻证治》中指出"夫泄泻之本，无不由于脾胃。盖胃为水谷之海，而脾主运化，使脾健胃和，则水谷腐化而为气血以行荣卫。若饮食失节，寒温不调，以致脾胃受伤，则水反为湿，谷反为滞，精化之气不能输化，乃至合污下降，而泄泻作矣。"

下面是引起小儿腹泻的常见原因，您了解后不仅有利于治疗，对日后的腹泻预防也会有很大的帮助。

1. 感受外邪　对于小儿来说本身抵御外邪的能力就不足，容易被湿邪所侵害。尤其在夏秋之交，即长夏之季，湿气较重，常使儿童肠胃功能失职，诱发腹泻。

2. 内伤乳食　婴幼儿时期的脾胃功能尚未发育完善，若喂养方法不得当，吃不干净、生冷、油腻、辛辣等食物，或饥饱无常、暴饮暴食等均可损伤脾胃，导致消化不良或腹泻。

3. 脾胃虚弱　小儿若本身脾胃功能不健全，或者有其他疾病引起的脾胃功能不足，饮食过后脾胃负担加重，消化水谷的能力不够，会使水谷和糟粕混杂而下形成腹泻。

不同的原因引起腹泻的症状有所区别：

1. 寒湿型腹泻　大便清稀而有泡沫，较重者呈水样，颜色较淡，臭味不明显，时有腹痛，肠鸣有声，并且会有怕冷、发热、鼻塞、头痛等外感症状。

2. 湿热型腹泻　大便如水样，或蛋花汤样，颜色黄，气味较臭，夹杂有少许黏液，泻下急如水注，时有肚子痛、不想吃饭、没力气、没精神或有发烧、口渴、小便少而黄的表现。

3. 伤食型腹泻　肚子胀痛，肠内咕咕作响，大便稀溏、气味酸臭，并夹杂有不消化残渣，泻出后腹痛减轻，同时也可伴有呕吐。大多数小儿还有夜间睡觉不踏实，翻来覆去睡不着，容易急躁发脾气的表现。

4. 脾虚型腹泻　大便溏泻，持续时间较长，饭后即想泻，久泻不愈，或经常间断性发作，饮食稍有不妥，即出现泄泻，次数增加，夹杂不消化食物，饭量减少，面色黄，四肢倦怠乏力，体形瘦弱。

王医生教您做推拿

儿童出现的腹泻病证，推拿治疗效果比较明显的往往是由于饮食不当或是病毒感染引发的腹泻。手法能起到很好的温阳散寒、清利湿热、健脾益胃、止泻的作用。遇有感染性腹泻出现发热者可参考"发热"的治疗方案。

腹泻的推拿手法治疗措施，依据病因不同，操作手法亦有差异。

1. 寒湿腹泻　背部八法（参考第 2 章背部八法手法）1 遍，顺时针摩腹50～100 遍，补脾经、补大肠经各 200 次，点揉外劳宫 30 秒，推三关 100 次。

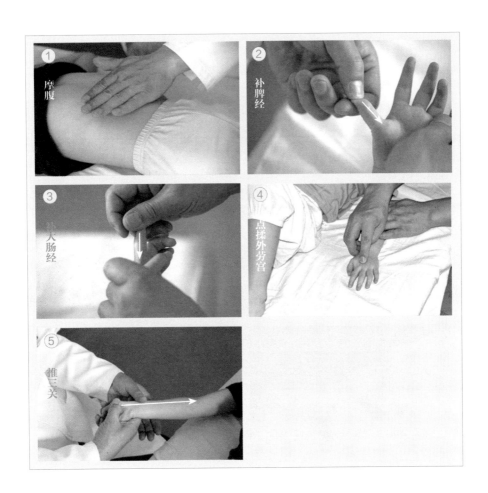

2.湿热腹泻　背部八法(参考第2章背部八法手法)1遍,推龟尾穴50次,点揉龟尾穴30秒,清大肠经、退六腑各200次,清天河水100次,点揉足三里穴30秒,清补脾经、清补胃经各200次。

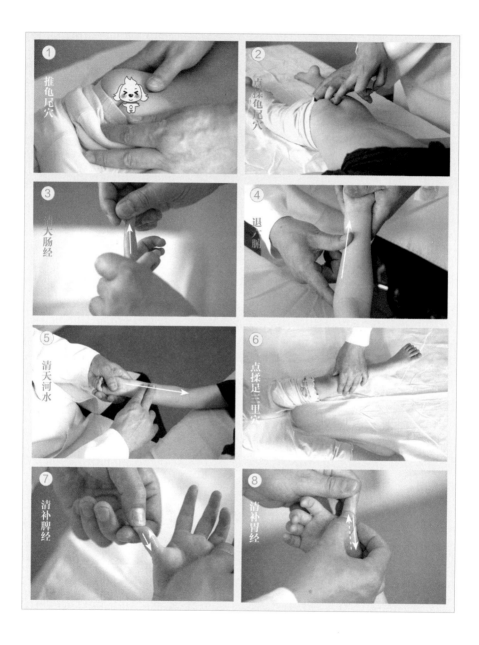

① 推龟尾穴

② 点揉龟尾穴

③ 清大肠经

④ 退六腑

⑤ 清天河水

⑥ 点揉足三里穴

⑦ 清补脾经

⑧ 清补胃经

3.伤食腹泻 背部八法（参考第 2 章背部八法手法）1 遍，补脾经、运内八卦、摩腹各 50 次，清大肠经、退六腑各 100 ~ 200 次，点揉板门、龟尾、天枢穴各 30 秒。

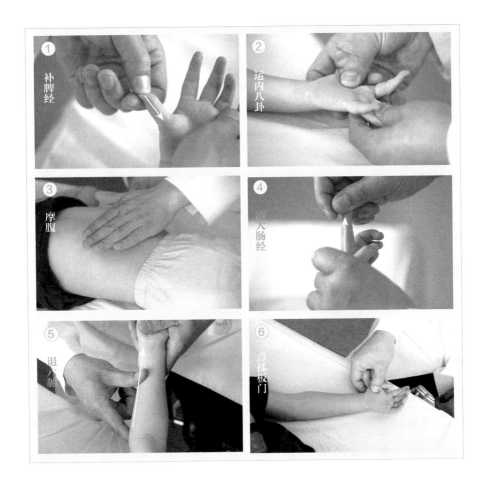

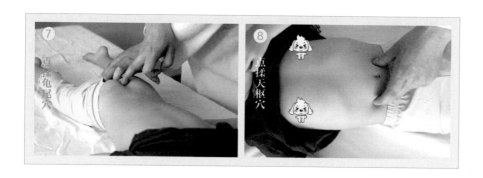

4.**脾虚泄泻** 背部八法（参考第 2 章背部八法手法）1 遍，补脾经、补大肠经、推三关、摩腹各 50 次，点揉足三里、龟尾、涌泉穴各 30 秒。

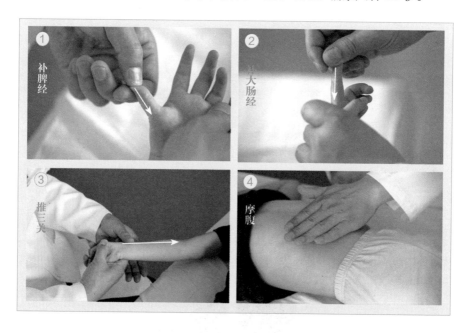

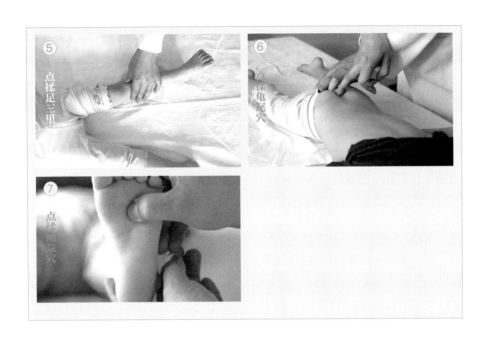

家庭食疗小妙方

(1) 饮食所伤者：可用胡萝卜煮熟榨汁，或煮水喝，每天 3 次。也可用粳米炒成焦黄煮粥。

(2) 脾胃虚寒者：可用山药、粳米煮粥；干姜、高良姜、粳米煮粥；肉豆蔻、粳米煮粥；小茴香、粳米煮粥；生姜加红糖煎水。

(3) 肠胃湿热者：可用苦瓜、黄瓜、粳米煮粥；薏米、陈粳米煮粥；乌梅、粳米煮粥。

(4) 素体脾胃虚弱者：可用榛子、粳米煮粥；山药、茯苓、太子参、芡实、莲子肉、粳米煮粥；也可以把面粉炒成淡黄色，加白糖适量，开水冲调成稀粥状服用。

(5) 脾肾阳虚者：可用肉桂 3 克、粳米 30 克、红糖适量煮粥；芡实粉 50 克、粳米 50 克煮粥；金樱子 12 克、粳米 50 克煮粥。

生活防治小贴士

对于小儿来说，腹泻和呕吐是最常见的与饮食有密切关系的两个病症，因此儿童平时在饮食习惯的合理性、科学性上，作为家长应当多花一些时间，多费点心思，以减少疾病的发生。下面就说一说，孩子一旦出现腹泻后，我们该怎么办：

(1) 要节制饮食，减轻肠胃负担，更好地排出腐败之物，使肠道得以清洁。

(2) 饮食要求清淡、软、烂、细、少渣、少油腻、无辛辣刺激，最好食用汤、粥、羹等易消化吸收食物。

(3) 如果水样泄泻，次数较多，同样可采取 10 个小时左右禁食法，若出现发烧、小便少、出汗多时要及时补充水分和液体，比如 5% 糖盐水、乌梅水、苹果水、淡茶水、山药水等，病情较重者应及时就医，采取有针对性的治疗措施。

(4) 腹泻较重时会出现不同程度的脱水症状，建议尽早就医以便及早补充液体。

便秘不用药，推推点点有诀窍

便秘是指大便秘结不通，排便时间较长，次数减少或干涩不畅，大便排出困难。小儿便秘多是习惯性便秘，往往与禀受于父母的体质、饮食不规律、不科学（如过于精细等）、未养成良好的排便习惯、过量食用辛辣、油腻或高蛋白质、高钙食品等有密切关系。年龄较大的儿童进食少渣食物或进食粗纤维蔬菜较少都比较容易引起便秘。也有一些小儿出现便秘是由于某些疾病导致了胃肠功能的障碍，肠壁肌肉张力降低，蠕动减缓，水分被大量吸收而引发。另外经常使用泻药、灌肠也会使肠壁的敏感程度减弱，引起或加重便秘。

便秘在《伤寒论》中有"阳结""阴结""脾约"之说，后来又有风秘、气秘、热秘、寒秘、湿秘、热燥、风燥之称。便秘虽是大肠的传导功能失调，但又和肺、脾、肾三脏的功能密切相关。

便秘按其所表现出的症状有虚实之分：大便干燥，排出困难，面红身热，腹部胀气疼痛，且拒绝按压，口臭口苦口渴，口干唇燥，纳食减少，睡眠不安，小便短少色赤，舌苔黄燥，指纹紫色等，多是因为燥热内结、气机郁滞所致，为实秘；若粪便不甚干结坚硬，但欲便不出，便出而不畅，腹胀喜按压，并伴有面色苍白无华，体形瘦弱乏力，食欲不振，精神状态不佳，病程持续时间较长，指纹淡色，舌质淡苔薄表现，多是因气血虚弱，津液不足，失于濡养，传导无力而引发，多属虚秘。

几个要点帮您判断小儿便秘：

1. 有排便时肛门部位疼痛或费力史。

2. 大便干燥坚硬，秘结不通，虽有便意但排出困难。

3. 排便间隔时间延长，每周 ≤ 2 次。

4. 直肠内存留大量粪团，有大量粪便潴留经历，或时有大块粪便堵塞马桶的现象。

5. 至少出现上述两项或以上情况，持续 1 个月以上者，即可视为便秘。

王医生教您做推拿

推拿手法是以导滞通便为治疗原则，治疗方法上本人多采用背部八法为主，根据病情再进行手法上的加减。通过背部八种手法的治疗，能够起到通调督脉之经气，调理大肠之功，点揉腹部穴位和摩腹等能够温阳散寒、补益气血、健脾和胃、消食导滞，以达到大便通畅之目的。配合饮食调养、生活习惯改变，多食瓜果及粗纤维食物蔬菜，养成良好的排便习惯，治疗效果比较满意。

推拿手法治疗措施：

1. 背部八法 1 遍。

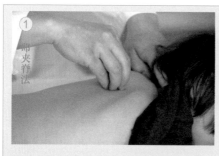
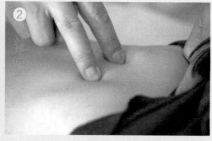

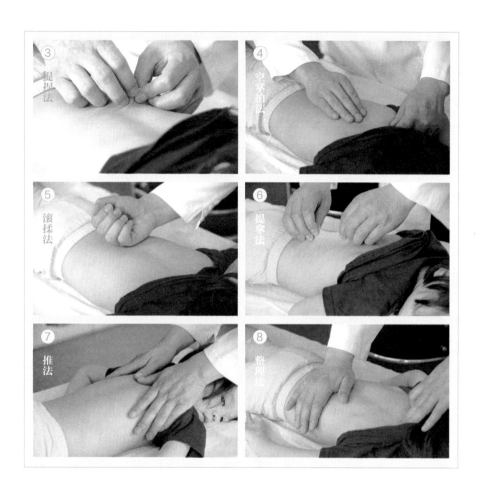

2. 腹部点穴 以中指点揉中脘穴 30 秒 (按照顺补逆泻的原则进行旋转),
以拇指或食指和中指点揉天枢、丹田穴各 30 秒。

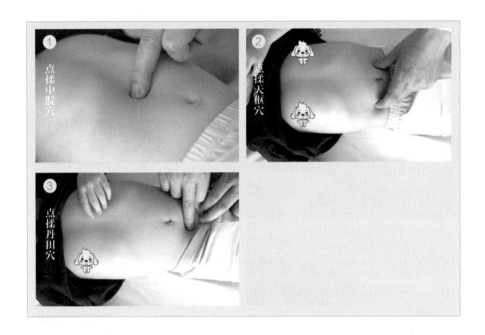

3.摩腹　以一手掌面、掌根贴附于脐部,以脐为中心,顺时针方向自中心向外周做环形移动摩擦,再用双手交替进行,以手背触及小儿腹部感觉发热时停止。再用单手或双手掌心自天枢穴向丹田穴推动 10 次。

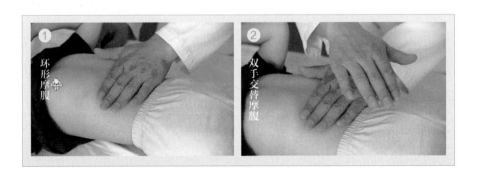

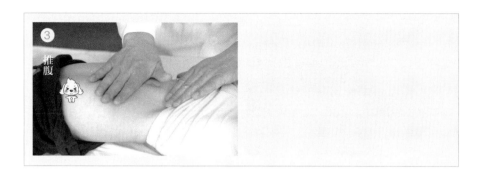

随症加减

1.虚秘　加点按足三里、膊阳池、上马穴各 30 秒，补脾经、推三关各 100 次。

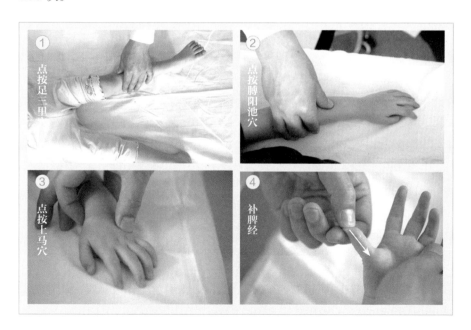

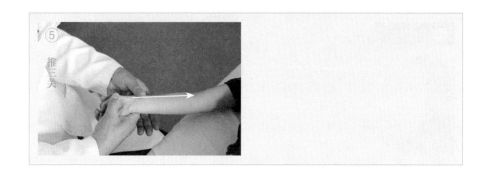

2. **实秘** 加点按足三里穴 30 秒，清大肠经、退六腑、运内八卦各 100 次。

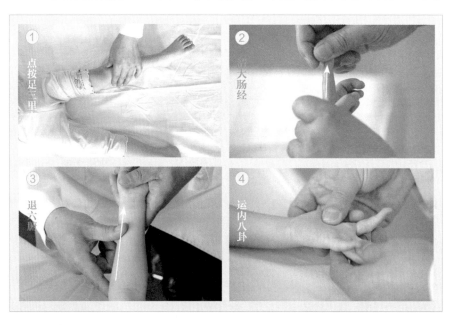

　　注：手法操作时可选用一些姜汁、蛋清、滑石粉等作为介质，既避免摩擦皮肤，又有助于提高疗效。

生活防治小贴士

(1) 实秘者：可用大黄 3 克，研成细末，用温水调，做成饼状贴敷于脐部（神阙穴），用纱布固定。

(2) 热秘者：可服用芦荟汁（鲜芦荟叶长 3 厘米，洗净去刺切细，加凉白开水 80 毫升共绞汁，每天服用 3 次）或吃鲜笋拌芹菜（鲜嫩竹笋、芹菜各 100 克，笋煮熟，芹菜焯水，加入麻油、盐少许凉拌）。

(3) 虚秘者：可用炒决明子 6 克，300 毫升开水冲泡，一天 3 次温喝。或喝松子仁粥（松子仁 30 克，粳米 100 克，蜂蜜适量，松子仁微火炒香，与粳米同煮成粥）。

(4) 血虚便秘者：可服用黑芝麻核桃松仁糊（黑芝麻、核桃、松仁各 20 克，共同打碎，用蜂蜜调成糊状，温水送服，每天 2～3 次），或何首乌粥（制首乌 30 克，粳米 100 克，大枣 3 枚，冰糖适量，将首乌煎取浓汁，与清水和其他食材共煮成粥）等。

(5) 鼓励孩子多吃水果（香蕉、梨、苹果等）、纤维素含量较多的蔬菜（菠菜、芹菜等）以及适量粗粮。

(6) 少食辛辣、热燥、油腻等容易化生痰、热、湿的食物。

(7) 培养孩子定时排便的习惯，不要在排便时看书、看手机、打游戏等。

(8) 年龄稍大些的孩子每天要有足够的运动量、保持良好的精神状态也很重要。

尿床，调养五脏不遗尿

小儿遗尿俗称"尿床"，是指小儿在睡眠中，无意识间出现小便现象，并且反复发作，多见于3岁以上，10岁以下的年龄阶段，个别10岁以上或更大一些年龄的孩子仍有遗尿病症发生，以至于正常发育和身心健康都受到了不同程度的影响。据统计，男孩发生尿床的概率是女孩的2倍，并且与家族遗传因素有关。

引起小儿遗尿的原因，中医理论认为主要由先天和后天两方面造成：

1. 先天因素　先天禀赋不足，肾气亏虚，下焦（肝肾）虚冷，肾与膀胱制约水道的能力下降，而出现遗尿症。

2. 后天因素　由于其他疾病而失于调养，导致肺脾气虚，膀胱的气化功能失调，饮食失调，使湿热蕴结，郁于肝经，肝经疏泄失职，热移于膀胱而遗尿。

现代医学认为，遗尿症的发生大多数是和大脑皮层及皮质下中枢的功能失调有关，大多属于功能性的，少数是由于小儿尿路感染、尿道畸形、蛲虫、脊柱裂所引起。当然也有一些小儿遗尿和心理情绪异常、生活环境的改变、过度疲劳、寒冷刺激、受到打骂责备训斥等有关。有关专家总结指出遗尿症好发于比较胆小、孤僻、性格内向、情绪不稳定、性情温顺、过于敏感、易于激动兴奋、平时比较被动的小儿。

小儿遗尿按其原因分为以下三类：

1. 生理性遗尿　3岁以下小儿由于生理功能的发育尚不健全所出现的不能自己控制的排尿。

2.单纯性遗尿　只是出现夜里遗尿，而没有神经系统、泌尿系统等疾病或者功能异常者。

3.复杂性遗尿　多是由于泌尿系统、神经系统等引起的遗尿症，往往白天也会出现。

遗尿证候的中医分型和表现：

1.肺脾气虚，膀胱失约　夜间睡着后遗尿，白天尿频，尿量多，神疲乏力，少气懒言，面色苍白，食欲减退，大便稀溏，常有自汗出，小儿平时比较容易感冒。

2.肾阳不足，下元虚寒　夜晚多遗尿，甚至一晚多次出现，兼有手脚冰凉，平日小便清长，智力发育往往落后于同龄小儿。

3.肝经湿热，火热内迫　睡觉时出现遗尿，但尿量并不多，气味难闻，颜色偏黄，性情容易急躁，梦多，口唇红，舌苔黄腻。

4.肾阴亏虚，心火亢盛，心肾不交　睡梦中出现遗尿，睡觉不踏实，白天多动而少安静，手脚心热，心情烦躁，吵闹不宁，体形消瘦，舌质红，苔薄少津。

王医生教您做推拿

儿童遗尿的治疗原则是以调和肺、脾、肾三脏的功能为主，来提升膀胱的关门固藏、排尿有序的能力，使其能够开合有度、节制有权、运化有力，水道才能得以通调。推拿手法治疗效果明显、可靠，但要强调的是治疗要及早，以免造成病情迁延日久，影响儿童的身心健康和成长发育。

遗尿的推拿手法治疗措施，依据病因不同，操作手法亦有不同。

1. 肺脾气虚者　背部八法（参考第 2 章背部八法手法）1 遍，补肺经、补脾经各 200 次，点揉百会、丹田、关元穴各 30 秒，推三关 100 次，顺时针方向摩腹 50 遍。

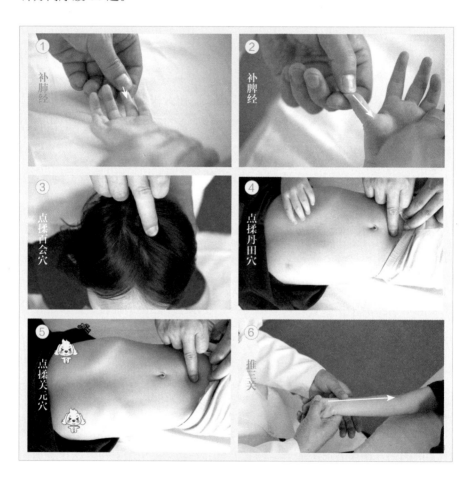

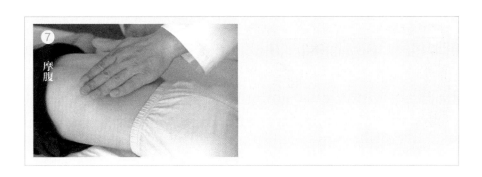

2. 肾阳气不足者　补肾经、补脾经各 200 次，点揉外劳宫、中脘、丹田、三阴交、肾俞、百会穴各 30 秒，推三关 100 次。

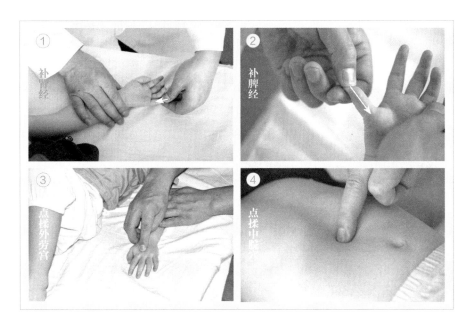

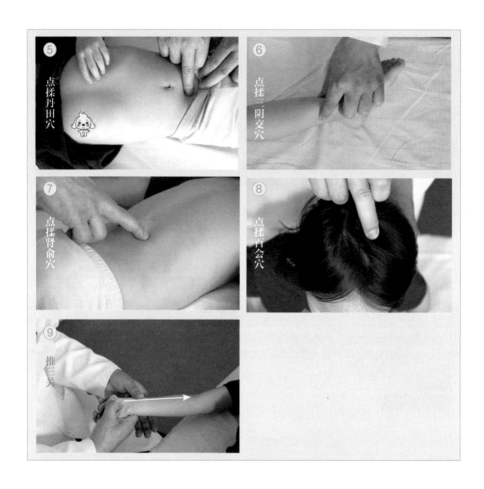

　　3.肝经湿热 清肝经、清小肠经、清心经各200次，清天河水100次，点揉内劳宫、三阴交、膀胱俞、肝俞、小肠俞、心俞穴各30秒。

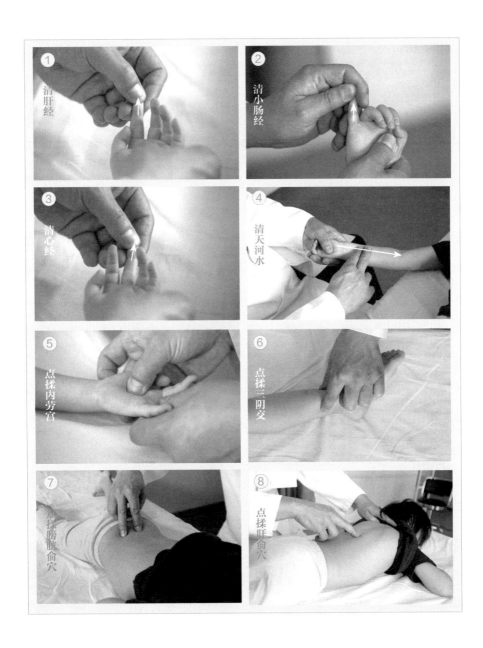

① 清肝经

② 清小肠经

③ 清心经

④ 清天河水

⑤ 点揉内劳宫

⑥ 点揉三阴交

⑦ 点揉膀胱俞穴

⑧ 点揉肾俞穴

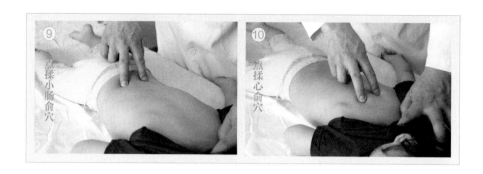

4.心肾不交者 补肾经200次，清心经、清小肠经各200次，点揉膀胱俞、三阴交、小天心穴各30秒，清天河水100次，点揉涌泉穴至局部皮肤发热。

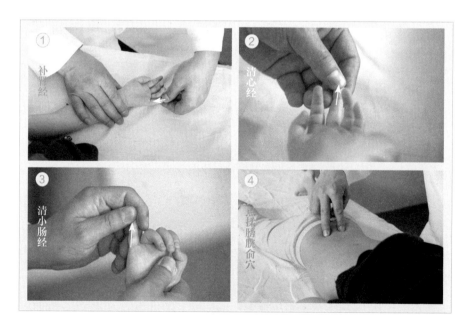

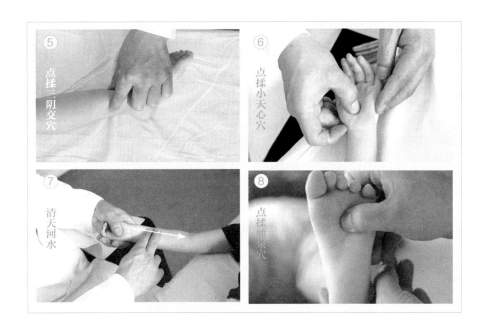

家庭食疗小妙方

(1) 黑豆 50 克（炒焦），精瘦猪肉 300 克，水适量，共煮熟后分次食用。

(2) 银杏果（白果）3～5 粒，去壳、去膜、去胚后和豆浆或牛奶一起煮熟服用；或者白果 10 克，粳米 100 克，水适量，共煮成粥，分 2～3 次食用。

(3) 海参 10 克泡发切成小块，加入大米 50 克，水适量，共煮成粥，每天吃 1 次。

(4) 莲子（去芯）20 克，大枣 6 枚，粳米 50 克，加水适量，共熬成粥食用。

(5) 益智仁、白茯苓各等分，研成细末，每次服用 3 克，空腹大米汤送服；或用益智仁 5 克，白茯苓 5 克，粳米 30 克，共煮成粥食用。

(6) 莲藕 30 克，山药 50 克，大米 50 克，大枣 5 枚，加入清水适量，共熬成粥。

(7) 莲子（去芯）15 克，芡实 15 克，牛肉 50 ～ 100 克，水适量，共煮成粥，吃肉喝汤。

(8) 鲜芹菜 80 ～ 100 克，粳米 50 克，加水适量，先煮米粥，后下芹菜段再煮熟。

生活防治小贴士

(1) 对于有遗尿症的小儿，作为家长要耐心进行心理疏导，积极改善其害羞、紧张情绪，树立恢复健康的信心，切不可责备甚至惩罚小儿，尤其在其临睡前被警告"不许再尿床"，往往更会增加小儿心理负担。

(2) 白天运动量不宜过多、强度不要太大，以免造成过度疲劳。

(3) 晚饭后或者睡觉前两个小时尽量不要饮水，少吃或者不吃流质食物。

(4) 逐渐养成良好的排尿习惯，临睡前排尿，每晚入睡后定时叫醒排尿 1 ～ 2 次。

(5) 积极消除病因及治疗原发病症，病情有所好转时一定要坚持巩固治疗，以免前功尽弃。

腿抽筋，先点再揉不哭闹

腓肠肌痉挛俗称"小腿抽筋"，"腿肚子转筋"。是指小儿腓肠肌（小腿肚部位）突然出现痉挛、收缩，甚至剧烈疼痛等现象。究其原因主要是运动过度（如长跑、踢足球等）、过度劳累、长时间站立、外伤、游泳或受寒等使腓肠肌过度劳损，肌酸分泌过多而引起。就像运动员一样，剧烈运动过后，需要马上去做一下推拿，以放松肌肉，其目的主要是增加肌酸代谢的速度，避免抽筋（局部肌肉痉挛）。也有些观点认为，腓肠肌痉挛和钙质缺乏有关。当肌肉中的钙缺少时，会导致神经肌肉兴奋性增强，腓肠肌不同程度地出现强直收缩。小腿肚抽筋一证当归属于中医"痹症"之范畴，往往与感受外界寒凉之气有关，寒凉会使人体局部的气血凝滞，血液运行速度减慢，使气血聚集于局部经脉而出现阻塞不通，出现局部肌肉经脉拘挛收缩甚至疼痛，正所谓"不通则痛"。

腓肠肌痉挛主要表现为小腿肚部位突然出现肌肉抽搐、痉挛、僵硬，甚至疼痛，下肢活动受到限制，不能下地行走。大多数小儿发生在运动或游泳过程中，也有些会在晚上睡觉时突然发生痉挛而疼醒。

几个要点帮您判断小儿腿抽筋：

1. 小儿剧烈运动、游戏、游泳时，或因感受寒凉出现小腿肚痉挛疼痛。

2. 小腿腓肠肌突然出现痉挛，疼痛明显，不能站立、走路或夜晚睡觉时突然小腿抽筋疼痛。

3. 小腿肚腓肠肌部位有明显压痛，触摸肌肉有僵硬感，出现一时性的关节活动受到限制等。

4. 也有一些小儿有缺钙的现象，在突然改变姿势或蹬踹腿时发生小腿肌肉强直性收缩。

王医生教您做推拿

运用推拿手法来缓解小腿抽筋几乎是众人的不二选择，尤其是大量运动后的肌肉痉挛，推拿后能够快速止痛，而且随机性强，对环境条件几乎无要求，因此推拿已经是肌肉痉挛约定俗成的应急措施之一。但系统判断和手法不规范，再加上慌乱往往导致有时效果并不理想，希望大家能够参考本节的内容进行学习和了解，这样就可以随时随地、有效地去帮助别人。对于经常出现腓肠肌痉挛的儿童，建议家长在孩子运动量较大的当天晚上或睡前一定给孩子做一次推拿，以免在熟睡后出现抽筋，影响睡眠质量。

腓肠肌痉挛的推拿手法治疗措施如下：

1.小儿俯卧位，请一名家长帮助，用双手握住小儿对侧下肢以固定。操作者一手抓握其需治疗侧下肢足踝关节处，一手拇指指腹点按委中穴、承山穴各30秒，用力方式是由轻到重再轻。

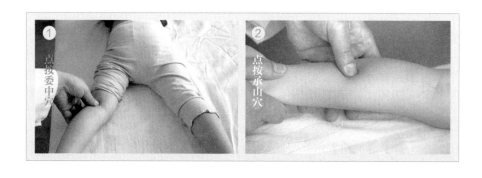

2.操作者一手抓握小儿的踝关节或足背部，另一手拇指在上，其余四指在下，自腘窝部位至脚腕上方，从上到下进行连续性的点揉治疗，力度要由轻到重。

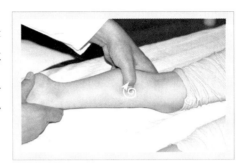

3.在上述治疗过程中，针对能够手触及到的小腿内侧条索状粘连的肌肉、痉挛的肌肉，要用拇指或其他四指进行弹拨方法治疗。弹拨后要用揉法进行放松。

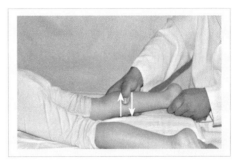

4.操作者一手固定踝关节或抓握足背部，另一手用滚揉法自下而上对小腿部肌肉进行治疗。

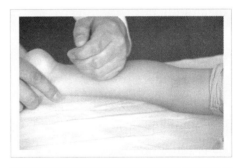

5.操作者两手虎口相对，自上而下拿捏小腿腓肠肌，仍能触摸到肌肉挛缩或索条时，边拿捏边弹拨，拿捏3次弹拨1次，注意弹拨时的力度要以小儿基本能承受为准，不要刺激过度，以免加重痉挛。

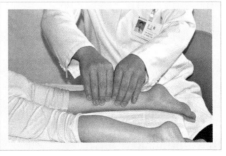

6.用一手掌心朝上握住脚踝上方，另一手掌根或大鱼际自脚腕上方推向腿弯部位，推至局部皮肤发热，以使小腿腓肠肌得到充分伸展，痉挛得到解除。

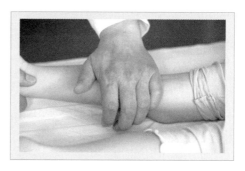

7.操作者一手握住小儿足背部，另一手掌全部贴于小腿上方近腘窝处，自上而下以掌根为主要着力点进行揉法治疗，以期达到进一步放松小腿腓肠肌的目的。

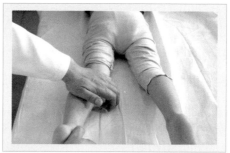

8.操作者一手固定于小儿大腿后侧（腿弯上方），另一手掌心朝下握住其足背部，做膝关节和踝关节的屈伸或跖屈、背屈动作，然后提拉、牵引膝和踝关节，再进行左右环转踝关节。

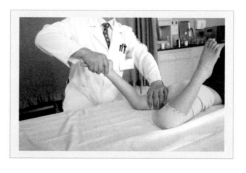

手法操作提示：做上述揉法、推法、滚揉法等操作时均不要只局限在小腿腓肠肌部位，可以从臀部及臀部以下（大腿后侧）开始，对整个下肢后侧屈曲肌肉进行治疗，疗效会更加显著。对于腓肠肌的手法治疗，感觉上是从上而下，实际治疗重点往往在肌肉中段粘连比较明显的部位，因此，弹拨等刺激较大的手法会多一些。

生活防治小贴士

(1)　容易出现腓肠肌痉挛的小儿，白天的运动量不宜过大，运动后最好用手法放松一下肌肉。

(2)　游泳时比较容易发生腓肠肌痉挛的小儿，游泳之前要在教练和家长的指导下做好热身动作，或进行小腿部位肌肉揉搓，以避免痉挛的发生，而且还应注意游泳池的水温不宜太低。

(3)　在睡觉时容易发生腓肠肌痉挛的小儿，家长应在其睡觉前进行推拿手法治疗。或用热水或温热淡盐水浸泡小腿以下部位 10 ～ 20 分钟，或用毛巾浸泡温热淡盐水后，热敷小腿 15 ～ 20 分钟。

(4)　尽量采取侧卧位睡姿，下肢不要长时间外露，以免受凉出现痉挛。

生长痛，勤拿捏让成长无痛

　　生长痛是小儿生长发育时期，由于骨骼生长的速度快于肌肉、韧带以及其他软组织的速度，使肌肉、韧带和其他软组织被牵拉过度而引起的肢体关节疼痛。多见于 3～12 岁的小儿，较大年龄段的学龄期和青春期的孩子也会有生长痛的发生，而小儿大多数的疼痛出现在长骨（四肢）生长发育较旺盛的阶段。

　　小儿主诉的疼痛没有外伤史，多表现在膝关节周围、小腿前后侧、大腿前后侧、大腿内外侧、腹股沟或腘窝部位。左右两侧同时出现疼痛的较为多见，也有一侧出现的。疼痛基本不影响关节的活动，也不会有明显的红、肿、热等炎症性表现。疼痛时间往往持续 10～20 分钟，部分 1 个小时左右，常发生在晚上睡觉前后，晨起痛感自然消失，对于白天运动量过大、疲劳明显的小儿疼痛就会更加严重。

　　有研究发现，出现生长痛的小儿中 38% 会伴有肚子疼，有 21% 会同时出现头痛，还有 21% 会不同程度影响到睡眠，但这些问题会随着生长痛的消失而缓解。

　　有些有经验的小儿家长认为春天和夏天是长身体的阶段，因此疼痛发生的概率更高。专家分析，生长疼痛的发生和季节没有太大关系。之所以春天和夏天出现生长痛的孩子多，可能是由于春、夏季节小儿体格生长的速度相对较快，户外运动量加大等综合因素造成长骨发育相对超出了肌肉软组织的生长速度，导致了肌肉软组织牵拉受伤。加上运动过度，损伤加剧，肌酸、黏液蛋白等分泌过多，最终造成肌肉出现痉挛性疼痛。

对于小儿生长痛，中医认为的病因及辨证如下：

1.脾胃虚弱 由于饮食不节或未养成良好的习惯，容易出现脾胃的消化吸收功能不健全，气血的生化之源不足，四肢肌肉筋骨的荣养得不到充分满足，肌肉松弛、软弱无力，遇有较大运动量后即会出现肢体关节部位疼痛。

表现特点是疼痛多在下肢以及关节部位，肌肉软弱无力、弹性不足，稍加运动后疼痛更严重。有些小儿由于走路或做游戏时会出现腿疼，所以不敢走路。并且还会伴有食欲不振、偏食、睡眠不足，甚至哭闹、烦躁等表现。

2.肝肾不足 对于先天不足或后天失调的小儿而言，肝肾亏虚，精血不足，肌肉筋骨失去濡养，容易引起肌肉关节疼痛。

表现特点是筋骨软弱，下肢关节、肌肉疼痛，局部压痛明显，活动时疼痛加重，较小的儿童会有哭闹、不想走路等表现。

王医生教您做推拿

小儿生长性疼痛，当属肌肉性疼痛，大多呈间歇性，一般不需要特殊治疗，但疼痛严重时也会影响到小儿的正常生活和学习，家长也会跟着着急，因此应积极采取有效方法，如局部推拿、热敷等，会起到明显缓解疼痛的作用。

小儿生长痛的推拿手法治疗措施，因病因不同手法也有所不同。

1.脾胃虚弱 腹部推拿三法（参考第 2 章腹部推拿三法手法）1 遍，背部八法（参考第 2 章背部八法手法）1 遍，补脾经 200 次，点揉足三里、委中穴各 30 秒，用点揉法、滚揉法、掌揉法、拿捏法、提捏法、整理法等对疼痛处肌肉进行治疗，也可以参照下肢关节活动法进行关节活动，以充分放松疼痛肌肉和关节。

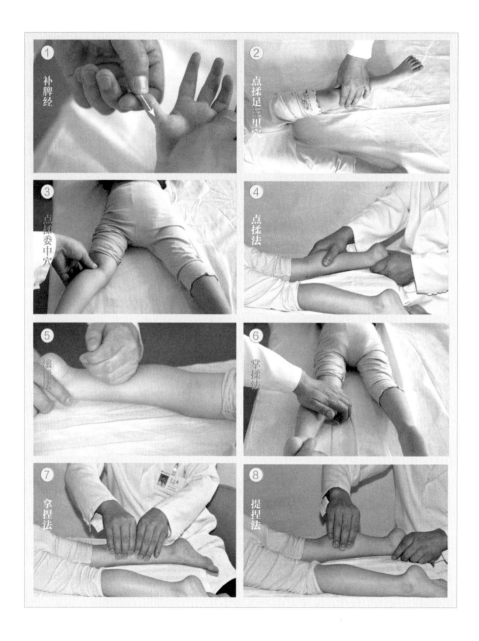

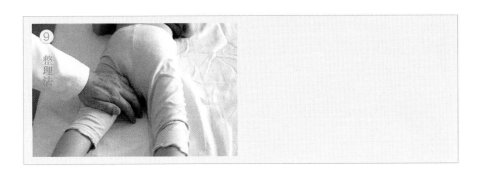

2.肝肾不足 补肝经、补肾经、补脾经各 200 次，背部八法（参考第 2 章背部八法手法）1 遍，点揉足三里、委中穴各 30 秒，双手拇指或单手大鱼际搓揉涌泉穴至局部发热，依照上述方法进行疼痛部位的肌肉和关节治疗。

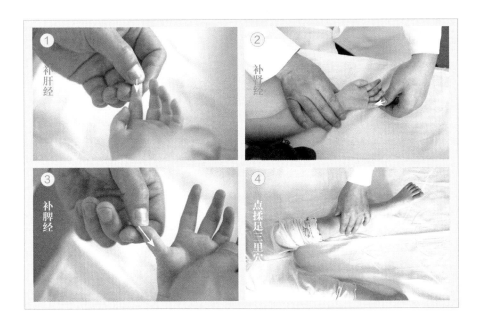

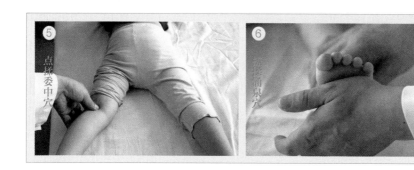

生活防治小贴士

(1) 建议推拿治疗前后用温水或淡盐水浸泡的毛巾热敷或者浸泡下肢，先缓解疼痛，让小儿更容易接受手法治疗。

(2) 推拿的力度应先采用轻手法，适应后再逐渐用力，重手法之后再用整理方法以更好地消除紧张。

(3) 疼痛比较明显阶段，应让小儿注意多休息，尽量避免进行过度和过于剧烈的运动项目，因为大关节活动量较大时，肌肉等软组织的起点和止点受到牵拉也更明显，关节周围的疼痛会更加剧。

(4) 缺钙并不是造成生长疼痛的直接原因，因此，不要盲目给小儿补充钙质。适量补充含有维生素 C、胶原蛋白、弹性蛋白、含钙和锌较高的食物，可以促进肌肉和软骨组织的生长，对发育有益，有时也会起到缓解疼痛的作用。

(5) 平时要多观察小儿生长发育中的细节变化，分析疼痛的原因和特点，区分是否由于其他问题造成的，必要时请医生帮助诊治。

(6) 小儿应多吃一些有利于促进软骨组织生长的富含胶原蛋白的食物，比如深海鱼、牛奶、银耳、鸡蛋等。并且要多吃富含维生素 C 的果蔬，比如橘子、番茄、柚子、芹菜等，经常食用有利于骨骼生长，减少生长痛。

(7) 如若出现骨痛部位固定，持续时间较长，需到医院鉴别是否为骨瘤。

发热要淡定，边学边运能清热

发热，俗称又叫发烧，是小儿常见的病症之一。一般根据发热度数分为低热（37.5 ~ 38.5℃），中度发热（38.6 ~ 39.5℃），高热（39.6 ~ 40.5℃），超高热（40.5℃以上）。又根据温度起伏特点分为：稽留热（每天温差 ≤ 1℃），弛张热（38 ~ 40℃，每天温差 ≥ 2℃），间歇热（相隔数日再发热），不规则热和长期发热（发热时间超过两周）。

引起发热的原因和疾病也非常多，不同的因素所表现出的症状和发热的程度上也有明显区别：

1. 外感发热　如果偏于感受风寒的，多出现怕风，怕冷，头痛，不出汗，流鼻涕，鼻塞，舌淡红，苔薄白，脉浮紧，指纹鲜红色等。如果发热，又有微微出汗、流黄稠鼻涕、口干渴、舌苔黄、脉浮数、指纹红紫色等，一般是感受了风热而引发。

2. 肺和胃中有实热　出现高热，脸部发红，喘气气促，不想吃饭，大便干燥，口渴喜饮水，舌红苔燥，脉数有力，指纹深紫色等，多是由于喂养方式（食物热量过高，油脂过多等）不科学、不合理或外感发热治疗失误而造成肺、胃壅实，郁而化热。

3. 阴虚内热　对于那些平时体质较弱，先天不足，后天饮食失调或长期患病而阴液消耗过度的小儿而言，可能会影响肺肾的功能，使阴液亏损较多，引起发热，午后、夜晚较多，手脚心发热，夜间盗汗，两脸颊发红，食欲不振，舌红苔少，脉细数无力，指纹淡紫色。

4. 脾胃虚弱　也有一些小儿因疲倦劳累过度、饮食上失养、病久了又失于调理，以至于中焦脾胃虚弱（中气不足），李东垣的《脾胃论》中说："脾胃气虚则元气虚，阴火内生。"此时出现的热，属于气虚发热。一般多在劳累后出现低热，还会有些气虚的表现，如不想说话，而且说话的声音低，动不动就出汗，不想吃饭，或者吃完后就想拉，体形比较瘦弱，脉虚弱或沉细无力，指纹色淡。

正是因为引起发热的原因很多，所以给退热带来了不小的难度。大家都知道，从某种意义上讲，发热是机体免疫力调节的表现，是机体与疾病做斗争的过程中产生的一种正常反映。从中医角度来看，发热是正邪相争产生的代谢产物而引起。

小儿发热时的治疗，我建议：一般发热不轻易服用解热药，尤其是用西药解热，更应慎之又慎，其主要原因是容易掩盖病情，影响对疾病原因的判断。因此我们积极采用物理降温等非药物疗法（推拿、刮痧、拔罐等）就显得尤为重要，而且临床效果也比较满意。但如果体温过高或发热时间过长，会对孩子的身体产生许多负面影响，比如：抽搐、惊厥、神经系统损害等。此时，应当及时就医，以便积极采取有针对性的措施，避免不良后果的发生。

另外还需要提醒您的是，如果是在夏天出现的发热，还可能与一些病毒和细菌感染性疾病有关，如淋巴结发炎、肺炎、化脓性扁桃体炎、细菌性痢疾等。因这些除会有发热外，还会有其他相应的临床表现，所以，家长在给孩子解热时，还应积极治疗原发病。

王医生教您做推拿

儿童发热运用推拿手法治疗既能迅速退热，又能发散风寒，清热解表，祛除病因，有时比服用解热药更有优势。推拿后体温可降低或降至正常，且在短时间内不会再次升高，若体温仍下降不明显时，往往是发热的原因没有得到清除，可以再次进行推拿治疗，建议一天2～3次。

1.外感发热 以解表清热，发散风寒为主。手法依次为：清天河水 300 次，推攒竹穴、推坎宫各 50 次，点揉太阳穴 30 秒。

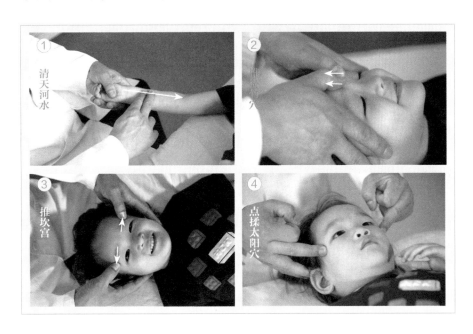

如果是风寒引起的发热，再加推三关 100～200 次，拿捏并点揉二扇门、风池穴各 30 秒。

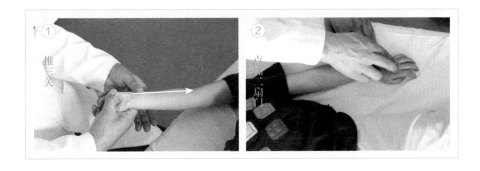

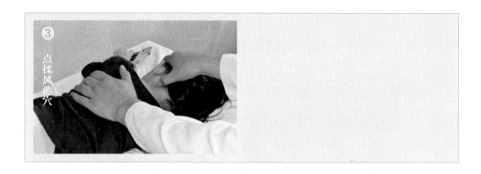

风热者加推脊柱、夹脊穴至龟尾穴300次，推至背部出现潮热微汗出时止。

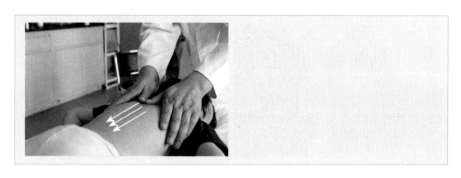

2. 阴虚发热 补肺经、补脾经、运内劳宫各200次，点揉上马、足三里、涌泉穴各30秒，背部八法（参考第2章背部八法手法）1遍。

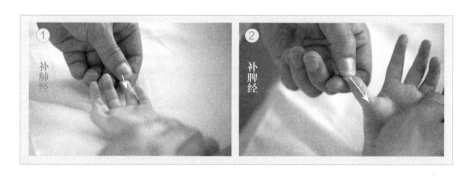

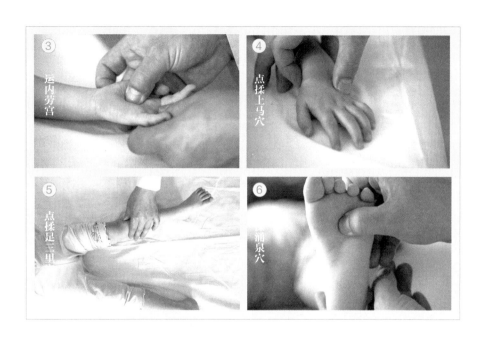

3.肺胃实热 清肺经、清胃经、清大肠经各 200 ～ 300 次，揉板门 30 秒，运内八卦、清天河水、退六腑各 200 次，点揉天枢穴 30 秒。

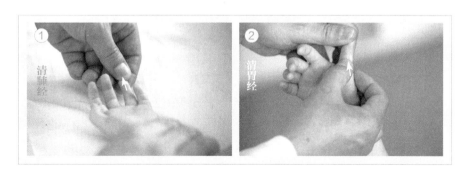

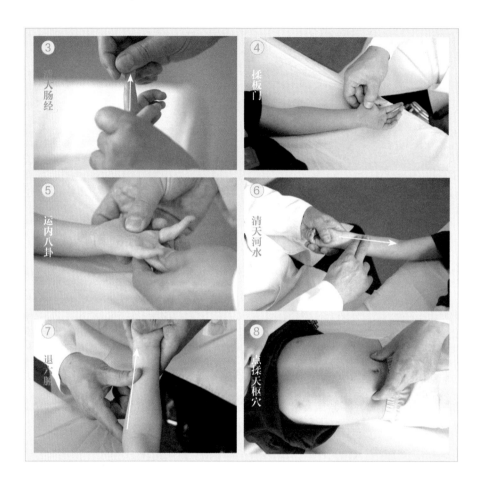

4. 气虚发热 补脾经、补肾经各 200 次，顺时针方向摩腹 50 次，点揉足三里穴 30 秒，背部八法（参考第 2 章背部八法手法）1 遍，揉肺俞、脾俞穴各 30 秒，清天河水、清大肠经 100 次。

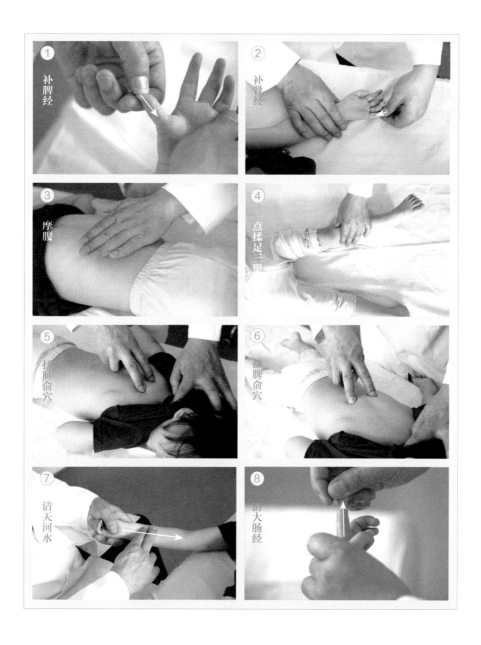

① 补脾经

② 补肾经

③ 摩腹

④ 点揉足三里

⑤ 揉脾俞穴

⑥ 揉脾俞穴

⑦ 清天河水

⑧ 清大肠经

家庭食疗小妙方

绿豆汤、赤小豆粥、冰糖荷叶粥、麦冬粥、山药粥、银耳莲子百合粥、冰糖雪梨汤、蔬菜粥、西瓜汁等都具有清热解毒的效果，制作方法也很简单，食之可辅助退烧。

生活预防小贴士

(1) 根据气温适当添减衣服，预防感冒。

(2) 因肠胃积热的小儿很容易出现肺热，引起发热、咳嗽等症，所以生活中要积极防止便秘的发生。

(3) 饮食调养：对于发热的儿童除积极退热治疗外，饮食调养也是非常重要的环节。发热期，家长要鼓励小朋友多次而少量地饮用白开水，吃一些富有营养且易于消化的食物，如粥、汤、软烂面条、水果、蔬菜等，但应注意要少吃多餐；发热恢复期后，还要注重蛋白质和能量的补充，如牛奶、豆制品、鱼肉、精瘦肉、蛋类食物，切忌辛辣油腻之品，也不可进补过度，以免增加肠胃负担。

爱出汗，分清自汗 / 盗汗再推拿

汗证是小儿处于正常环境温度中和相对安静的状态下，在排除发汗药以及其他因素等而出现局部或者全身过多出汗的病证。一般情况下，小儿正处于生长发育旺盛时期，阳气偏盛，同等条件下与成人相比出汗会略多一些，尤其是在睡觉时往往额头部位会有微微汗出（头部为一身阳气汇聚之处），若无其他不适表现，当属正常生理现象。当然，有些外界的自然因素也会使小儿过多地出汗，比如衣着或铺盖被褥过多、过厚，炎热天气，饮食过热、过急，大量剧烈运动，等等。但这些因素引起的发汗都算不上是病态，基本不需要治疗，作为家长也无须为此过于紧张。正如《景岳全书·盗汗》中说："小儿元气未充，腠理不密，所以极易汗出。故凡饮食过热，或衣被过暖，皆能致汗。东垣诸公云此是小儿常事，不必治之。"

汗证多发生在 7 岁以下的小儿，属于机体的阴阳失去平衡所致，有虚实之分，而虚证者居多，且有自汗与盗汗之分。白天或晚上无缘无故时时出汗，稍微活动后汗出更多为自汗，并伴有面色苍白、四肢不温、怕风寒、周身乏力、气短等表现；而睡着以后全身汗出过多，醒来后汗止者则为盗汗，常常还会出现手足心发热，口渴口干等症。

自汗和盗汗之症往往也会同时出现，在中医辨证上，自汗多属于阳虚、气虚，常见于平时身体比较虚弱的小儿。

主要证型

1. 营卫不和　中医所说的营气，如果按照西医理解，那就是人体必需的营养物质，比如蛋白质、氨基酸、脂类、糖类、维生素以及微量元素等；中医所说的卫气，也就是机体防御免疫体系以及消除外来异物的功能，比如对机体起到屏障作用的吞噬细胞、体液免疫或细胞免疫等。营卫的相互协调平衡是保证卫气发挥正常生理功能的前提条件。若营卫失和，人体作息规律失调、防御外邪的能力就会下降；卫弱营强，失去外固的能力，汗液自行外出，小儿会出现不发热而时时汗自出；卫强营弱者会出现发热而汗自出，无热则无汗。往往见于病后体质虚弱者，并且伴有头痛，怕风寒，轻咳，流涕鼻塞，浑身酸痛，精神欠佳，食欲不振。

2.脾肺气虚、卫表不固　以头部、肩部、背部自汗较明显，且稍活动后汗出更多，面色苍白，四肢不温，不思饮食，精神不振，不爱讲话，平常容易患感冒等。此型多出现于先天不足，后天饮食失调或病后体弱的小儿。

3.胃热炽盛、脾胃湿热　对于平时饮食失度，过量食入辛辣、油腻、甘甜食物，以及容易生热、助湿、生痰的食物，则会导致脾胃湿热蕴结，外泄于肌表而自汗频频外出，且量较多，以头部、四肢明显，时有发热面红，口臭口渴，大便干，小便黄。

盗汗多属于阴虚，主要与心、肺、肾阴虚有关，由于阴阳失去调和，肌肤腠理疏松而不固，汗液则外泄失度。

主要证型

1.心阴不足　睡着时汗出，醒后汗止，并且有心慌、烦躁、多梦、手脚心发热等表现。

2.肺阴不足　盗汗，并伴有咳嗽、痰少且黏稠、气短乏力等表现。

3.肾阴亏虚　盗汗，且会出现腰痛、腰酸膝软、手脚心热、心胸烦热等表现。

王医生教您做推拿

自汗推拿手法治疗措施，先腹部推拿三法（参考第 2 章腹部推拿三法手法）1 遍，背部八法（参考第 2 章背部八法手法）1 遍，补脾经、补肺经、补肾经各 200 次，点揉足三里穴 30 秒。

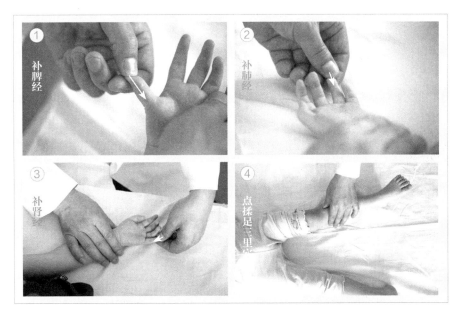

如您能够分析出孩子自汗的病因，那么请您在做完以上手法后再增加下面的推拿手法进行治疗：

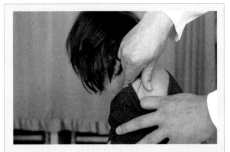

1. 营卫不和者 加拿捏双侧肩井穴和肌肉 50 次。

2.脾肺气虚者 加推三关、揉板门各200次，点揉膻中、三阴交穴各30秒。

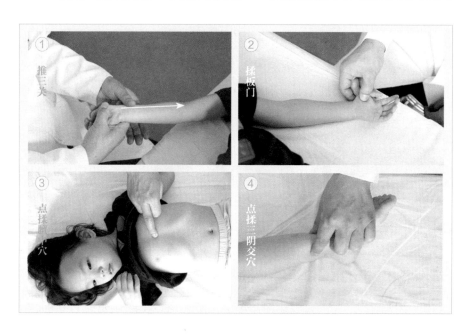

3.胃热炽盛者 加清天河水、搓揉小天心穴各100次。

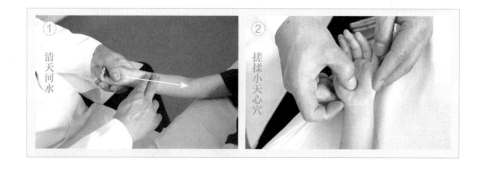

4.盗汗者 加推三关 200 次，双手拇指或单手大鱼际搓揉涌泉穴至局部皮肤发热。

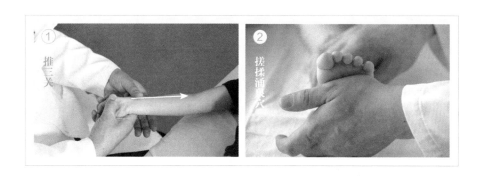

5.心阴不足者 加清天河水、清肝经各 100 次，点揉百会、神门穴各 30 秒。

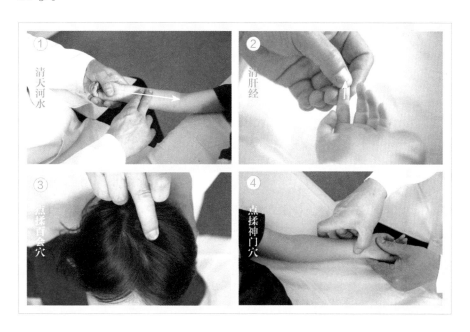

6. 肺阴不足者 加清大肠经、清天河水各 100 次，搓揉小天心穴 100 次，点揉丰隆穴 30 秒。

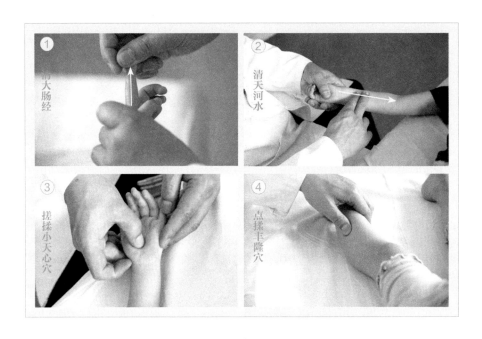

家庭食疗小妙方

(1) 营卫不和者：可用浮小麦 20 克，大枣 5 枚煮水喝，每天分 2 次服用；或芡实 20 克，大米 50 克，水适量，共煮粥；或黄芪 15 克，生地、熟地黄各 10 克，浮小麦 15 克，粳米 30 克，大枣 6 枚，药物煎汤后去渣取汁再与粳米共熬成粥。

(2) 气阴两虚引起盗汗者：可用小麦 20 克，甘蔗 20 克，清水适量，共煮食用；或莲子肉 15 克，桂圆肉 10 克，水适量，共煮食用。

生活防治小贴士

　　在生活中，我们经常会遇到有些小儿由于运动量过大，穿衣服过多，盖被子过厚等情况下汗出过多，家长很是着急，不知所措。其实要用心去观察，认真去辨别出汗过多的原因以及性质，必要时请医生来帮助，不要盲目使用止汗之药，在医生指导下可以进行手法治疗、饮食调养，也可以对症服用一些中成药（玉屏风散、虚汗停颗粒用于表虚不固；生脉饮口服液用于气阴两虚；六味地黄丸用于肾阴亏虚等），对于改善一般情况下引起的自汗或者盗汗都会收到良好的效果。

夏季热莫忽视，推拿提高散热能力

夏季热又叫暑热症，是小儿在"三伏天"季节出现的特有的以发热时间较长、口渴、喝水多、小便多，而出汗较少或汗闭（不出汗）等病症为特点的一种疾病。大多数小儿在盛夏季节开始缓慢起病，出现持续的高热，体温在38～40℃，并且可持续1～3个月时间，属于中医的"伤暑"范畴。发热时间较长后还会出现皮肤干燥、面色苍白、身体虚弱甚至消瘦。

3岁左右的小儿多出现夏季热，有专家认为这一年龄段的发育尚不完善，对外界气候、温度的适应性较弱，体温调节中枢的调节能力不足，还有汗腺分泌的减少或者缺乏，这样就出现了身体内产热量增加，而散热的能力又不够，热平衡机制失调而发病。在临床当中也会遇到一些较大年龄段的孩子，由于一些神经系统疾病引起的发育落后等，也会出现此类病症，往往也和体温调节中枢的能力失常有直接关系。

此病症的发病时间多在6、7、8月或9月初，气温越高，发病的人数越多，病情也会越重。一旦进入凉爽的秋天，病症大多能够自行消退。有些小儿可数年间连续发病，但其病情程度往往在逐年减轻，每次发病的时间也会逐年缩短，而且不会合并出现其他病症，一般预后都比较良好。

下面我从中医角度分析一下夏季热的发病原因及表现出的症状：

1. 暑热之气伤及肺胃　发热多持续难退，中午以后升高明显，兼有口渴、喝水多、小便频繁清长，气温越高，发热越甚，口唇、皮肤干燥灼热，出汗少或不出汗，易烦躁哭闹，舌质红，苔薄黄。

2. 脾肾阳虚证（上盛下虚）　身热持续不退，早晨、上午热盛，下午、晚上渐退，口渴多饮，下肢清冷，面色苍白，食欲不振，小便频繁无数，大便稀溏，精神不振，疲乏无力，虚烦不得安宁，舌淡，脉无力。

几个要点帮您判别夏季热：

1.盛夏季节出现发热，体温在 38 ～ 40℃，并且随外界气温变化而体温随之波动，发热时间多数长达 1 ～ 2 个月，甚至 3 ～ 4 个月。

2.喝水多，尿多，出汗少或者不出汗。

3.持续发热时不想吃饭，面色苍白、无光泽，体形消瘦，倦怠乏力，烦躁不安。

4.化验检查：血常规和血生化多在正常范围。

王医生教您做推拿

夏季热的推拿治疗原则以清暑健脾益气，温下清上为主。具体操作手法为：清天河水 300 次，退六腑 200 次，推天柱 50 次，点揉大椎穴 50 秒，推龟尾穴 50 ～ 100 次，点揉足三里穴 30 秒。

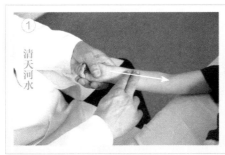
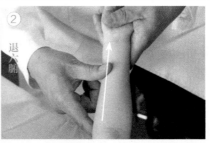

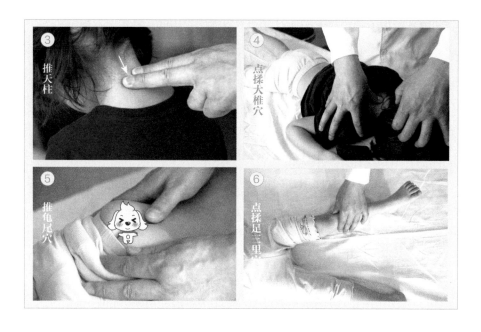

做完以上手法后，根据病因添加以下不同手法：

1. 暑伤肺胃者 加清肺经、清大肠经各 100～200 次，点揉小天心穴 50 次。

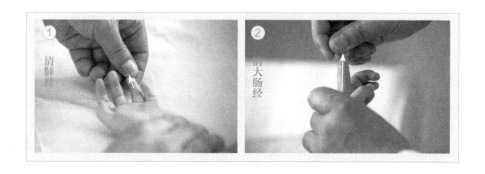

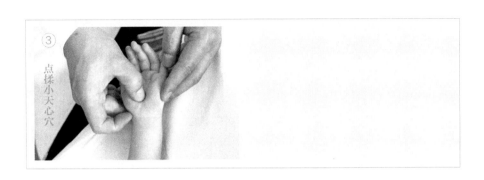

2. 脾肾两虚者 加上补脾经、点揉板门穴各 200 次，双手拇指交替搓涌泉穴至局部发烫，摩腹 50 遍，点揉中脘穴 30 秒。清天河水、退六腑、清肺经各 200 ～ 300 次，点揉小天心穴 50 次，点揉脾俞、胃俞穴各 30 秒，搓涌泉穴 50 次，背部八法（参考第 2 章背部八法手法）1 遍。

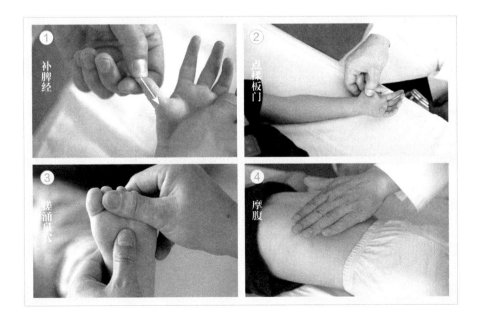

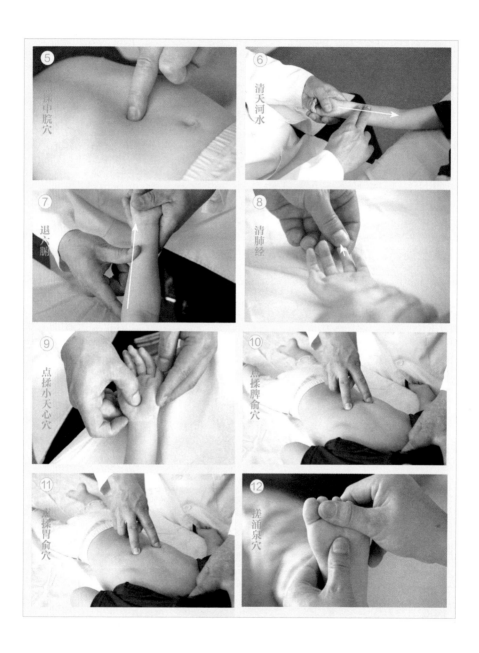

⑤ 揉中脘穴

⑥ 清天河水

⑦ 退六腑

⑧ 清肺经

⑨ 点揉小天心穴

⑩ 点揉脾俞穴

⑪ 点揉胃俞穴

⑫ 搓涌泉穴

3.初期有感冒症状者 加点揉太阳、合谷、曲池、肩井穴各 30 秒。

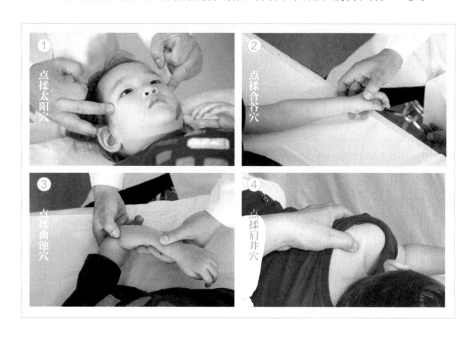

4.脾肾两虚者 加补脾经、补肾经各 200 次，摩腹 50 遍，点揉中脘、足三里穴各 30 秒。

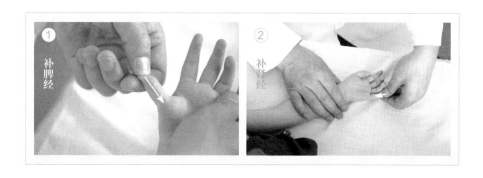

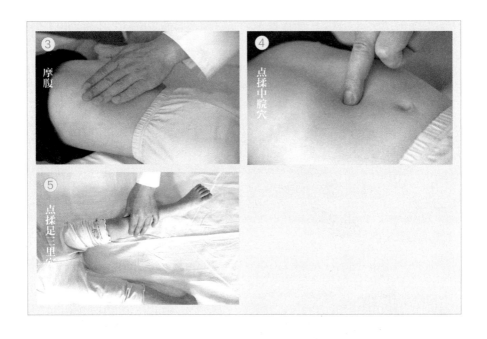

家庭食疗小妙方

(1) 暑伤肺胃者：可用荷叶、西瓜翠衣各5克，地骨皮、生地黄各3克，大枣、五味子各2克，白糖、水适量，共煮，每天1剂。

(2) 脾肾两虚者：可用蚕茧20支、红枣20枚、乌梅5克、水适量共煎汤，每天1剂。

(3) 发热不退，口渴，小便少者：可食用荷叶冬瓜粥，方法是取鲜荷叶2张，煮水500毫升左右，冬瓜250克去皮，切成小块，粳米50克，放入荷叶水中煮粥，加白糖适量，早晚各喝1次。

(4) 暑热食少，体形消瘦的夏季热者：可食用瘦肉丝瓜汤，方法是取瘦肉丝100克，丝瓜250克，切块，猪肉丝油炒后与丝瓜一起煮汤，加适量盐。

如小儿患有夏季热家人未辨清病因，也可根据自己喜好选用以下食疗妙方：

(1) 莲子羹、茭白粥。

(2) 代茶饮：香薷、藿香、佩兰、荆芥、苏叶、蒲公英、金银花、车前草各 30 克开水冲泡。

(3) 藿香叶、薄荷各 3 克，佩兰叶 2 克，鲜荷叶 15 克，麦冬 10 克，芦根 10 克，天花粉 10 克，参须 5 克共煮水。

(4) 菊花粥：先煮粳米粥，加适量冰糖，粥熟后加入菊花 6 克，再煮约10 分钟，即可食用。能够清热解暑，醒脑提神。

(5) 绿豆莲子粥：绿豆 30 克，莲子 50 克，糯米 50 克，白糖适量共煮成粥。一天 3 次服用。

生活防治小贴士

小儿夏季热的出现虽有季节性强的特点，但也和小儿本身体质弱有很大关系，对于那些先天发育不良、早产或者由于先天脾胃不足、发育及营养不良，或者是得病以后未能得到及时正确的调养，都会导致气阴不足。进入夏季之后，小儿不能耐受炎热之气的熏蒸，体温的调节能力不足而出现热象。夏季热虽以表证多见，但迁延日久，也会对小儿的身体素质发育造成不良的影响。

综合上述情况，家庭护理方面应当在增强小儿体质、科学膳食营养、合理增添辅食、积极治疗原发疾病和病后调养等方面多下功夫。

疳证即营养不良，早推拿发育好

疳证是小儿长时间消化和吸收能力障碍引起的一种常见病症，主要是因为喂养方式不当，饮食不规律，营养不充足，平素脾胃虚弱，或疾病迁延日久而使脾胃虚弱，消化不良等。多表现为体形瘦弱、精神不振、疲乏无力、面黄肌瘦、皮肤弹性减少、头发枯黄、腹部胀满、青筋暴露、大便稀溏或秘结不调等慢性消耗性疾病，与现代医学的营养不良有些相似之处。往往病程比较长，严重时会出现贫血、浮肿、维生素、微量元素缺乏等症，日久还会影响到小儿的体格和智力发育。

疳证是虚实夹杂之证，因发病的时间长短和程度不同，又有疳气、疳积、干疳之分，病起初期多是实证，发展至中期往往是虚证与实证夹杂出现，病程迁延日久，后期以虚证居多。

王医生教您做推拿

随着社会文明进步，生活水平的提高，儿童单独性营养不良的发病率已有明显下降趋势，但因长期喂养失当、脾胃虚弱或慢性消耗性疾病等所引发的儿童营养不良症状与古人说描述的疳证极为相似，"捏脊法"治疗此证可以说是研究最早，被大家公认的疗效最好的非药物疗法。我在此基础上总结出了背部八法、腹部三法等特色治疗手法，能够起到健脾和胃、消食导滞、补益气血的功效，临床应用广泛且疗效显著。

1. 疳气　表现为体质偏瘦，头发稀疏，食欲减退或厌食，精神状态不佳，大便干稀不调等。

推拿手法：腹部推拿三法（参考第 2 章腹部推拿三法手法）1 遍，背部八法（参考第 2 章背部八法手法）1 遍，补脾经、补肾经各 200 次，搓揉小天心穴 100 次，用双手拇指或大鱼际搓揉涌泉穴至局部皮肤发热，点揉足三里穴 30 秒。

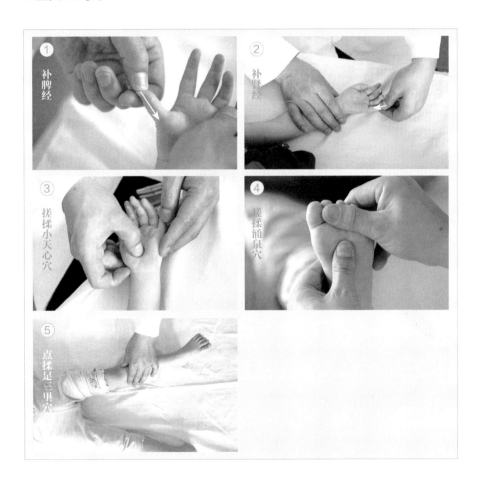

2.疳积 是病情比较重时的表现,小儿多表现为体形消瘦明显,腹胀如鼓,青筋暴露,颜面干枯、发黄无光泽,头发稀少、枯黄,精神萎靡不振,心烦易怒,睡眠不安,不思饮食等。

推拿手法:背部八法(参考第2章背部八法手法)1遍,补脾经200次,揉板门、搓揉小天心穴各100次,清心经、清肝经、清胃经各200次。

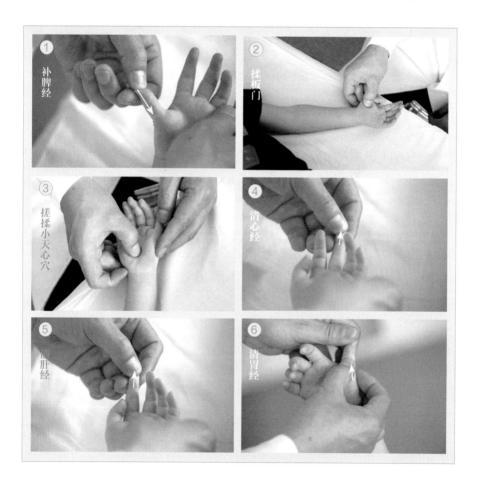

3. 干疳　又叫"疳极"，是严重的证候。由于病程迁延日久，因此会出现极度消耗的征象，即身体消瘦极其明显，肌肤干瘪起皱，肌肉无弹性，头发干枯，腹部凹陷如舟船，精神萎靡，大便不调，口唇干燥。

推拿手法：腹部推拿三法（参考第2章腹部三法手法）1遍，背部八法（参考第2章背部八法手法）1遍，补脾经、补肾经各200次，推三关、揉板门、运内八卦各100次，点揉足三里、涌泉穴各30秒。

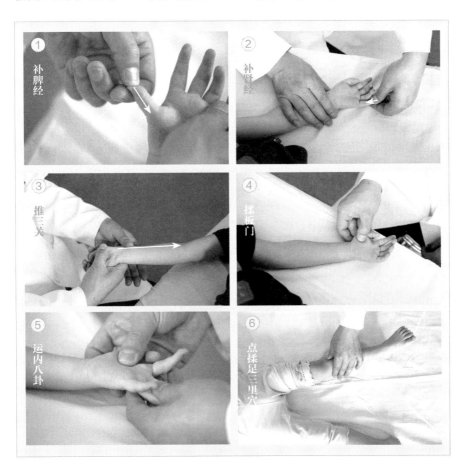

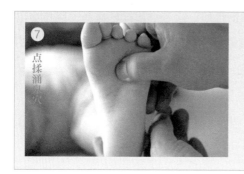

家庭食疗小妙方

⑴　山药粳米粥：山药 50 克，粳米 50 克，共煮成粥，加白糖调味。

⑵　莲子三仙粥：莲子 20 克，焦三仙各 6 克（纱布另包），芡实、扁豆各 15 克，水适量，共煮后捞出药包，加入粳米 30 克再熬成粥，放入白糖调味。

⑶　鸡内金 3～5 个，焙干擀成细末，分 2～3 次温水冲服。

⑷　核桃仁 2 个，萝卜籽 15 克，炒成焦黄研碎，水适量煎汁饮用，每天早晚各 1 次。

⑸　鹌鹑 1 只，收拾干净后加水、精盐少许，隔水蒸 50 分钟以上，吃肉喝汤。

⑹　白萝卜 50 克，山楂 20 克（去核）一起粉碎成糊状，每次吃 1 勺，每天 3 次。

生活防治小贴士

(1)　常用中成药：疳气证和疳积轻症者用肥儿丸；疳积证用小儿香橘丹；干疳证用十全大补丸。

(2)　所谓"积为疳之母，无积不成疳"，积滞和疳证应及时给予治疗和调养，尤其是在出现积滞时就应及早进行调治，以免迁延日久，影响到其他脏腑的功能；对于缺乏维生素和微量元素者应及时给予补充。

儿童肥胖症，点穴减肥不反弹

儿童单纯性肥胖多是指热量的摄入大于热量的消耗，引起过多的脂肪在体内贮存，致使体重超出正常范围。一般认为超过正常体重10%为超重；超过正常体重20%～29%为轻度肥胖；超过正常体重30%～49%为中度肥胖；超过正常体重50%为重度肥胖。

单纯性肥胖大多和营养过剩有关，如过量饮食、喜欢吃肉食、甜品或者零食，而运动量过少，也会导致体内过多的热量不能很好地被消耗，造成剩余热量转化为脂肪停留在体内。与中医认为的儿童暴饮暴食、嗜食肥甘厚味、劳逸不当使脾胃运化功能失常，痰湿积聚体内是导致肥胖的主因的观点不谋而合。

王医生教您做推拿

儿童单纯性肥胖的减肥措施和成人可以说有很大的差别，无论使用药品、保健食品还是节食、饥饿疗法、增加大的运动量等等，孩子不仅接受困难，难以坚持，而且也会不同程度地影响到儿童的生长发育和身心健康。小儿推拿方法是传统中医学中最为安全、无副作用的绿色非药物疗法，在增加胃肠蠕动、健脾胃利湿的功效基础上，还能促进脂肪代谢、加快体内皮下脂肪的分解，尤其是对于食量较大、代谢较慢、胃肠大量积食、宿便堆积过多的儿童，能够很好地促进体内垃圾和毒素清除，让儿童在轻松愉快中减轻体重，因此时下小儿推拿减肥倍受推崇。

儿童肥胖症的推拿手法治疗措施是先点揉中脘、天枢、气海、足三里、丰隆穴各30秒钟，单手或双手交替摩腹5～10遍，双手掌面从腹部两侧向脐部挤搓 10 遍至腹部皮肤发热，背部八法（参考第 2 章背部八法手法）1 遍。

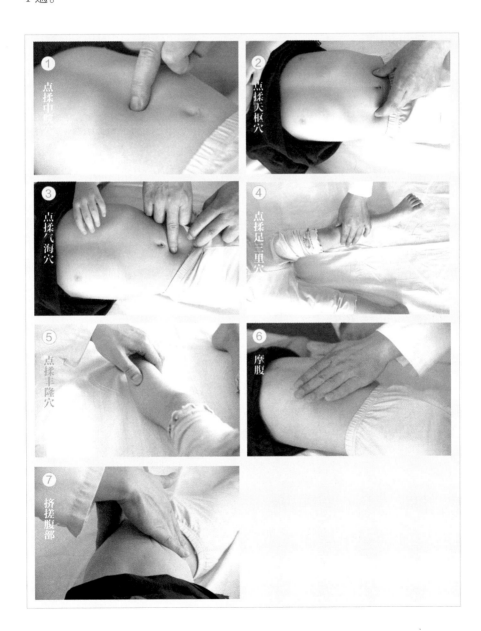

　　根据儿童肥胖症的不同原因，在操作完以上手法后，还需添加更具针对性的减肥治疗手法。

　　1. 体质偏虚，气短乏力者 加补脾经、补肺经各 100 次，点揉膻中穴30 秒。

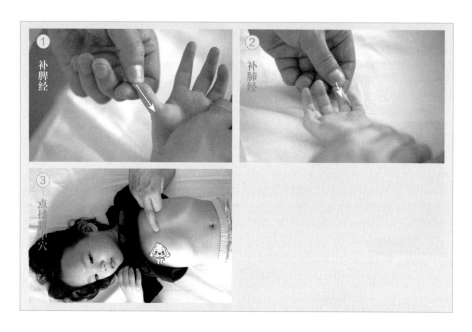

　　2. 伴有大便干燥者 加推龟尾穴、点揉龟尾穴各 30 秒。

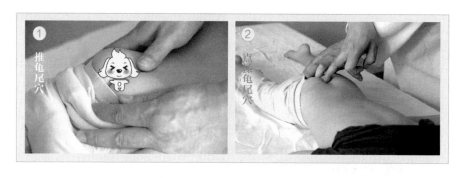

家庭食疗小妙方

(1) 脾虚湿盛引起的肥胖：可食用陈皮山楂粥，方法是取陈皮 3 克，山楂 10 克，粳米 30 克，水适量，共煮成粥。

(2) 湿热型肥胖症：可食用冬瓜粳米粥，方法是取冬瓜 100 克，粳米 50 克，水适量，共煮成粥。

生活防治小贴士

(1) 让小儿养成良好的饮食习惯，避免暴饮暴食，饮食要有节制。

(2) 少食肥甘厚腻之品，多吃水果蔬菜，减少体内脂肪堆积。

(3) 每餐的食盐量也要有很好的控制。

(4) 鼓励多参加体育活动，但运动量不要太大，以免造成食量过度增加。

每一位父母都希望孩子出生时是健康的，但现实往往很残酷。国际上每年会新增 500 万例的出生缺陷患儿，中国更是一个出生缺陷患儿的多发国。每年会有大约 100 万个缺陷患儿出生，这些患儿的出生也给 100 万个家庭套上了沉重的精神枷锁和经济枷锁。怎么办？这个问题困扰着每个患儿的家庭，更困扰着国家。根据我的大量临床实践，推拿是补救这些"缺陷"的最好办法，疗效之好有目共睹。

微信扫一扫，跟专家学推拿

第 **4** 章

家庭推拿，
疑难杂病不用愁

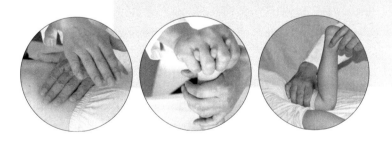

脑性瘫痪，推拿后能跳也能跑

　　脑性瘫痪又称小儿脑瘫，是指小儿在发育完成之前，也就是在胎儿期或婴儿早期，因多种原因而使尚未成熟的大脑受到损伤所留下的后遗症。其主要表现特点是非进行性中枢性运动功能障碍及姿势异常。有些小儿也会伴有智力发育落后、癫痫、言语障碍、听力障碍、视力障碍及学习困难等。

　　根据累及范围大小可分为偏瘫、四肢瘫、截瘫、单瘫等。

　　临床上，根据运动障碍的表现分为痉挛型、不随意运动型、共济失调型、混合型四种类型。其中以痉挛型最为多见，大约占70%。其损害部位主要在大脑皮层和锥体束。特点是肌张力增强，腱反射亢进，踝阵挛和巴氏征阳性。早期表现为握持反射增强。紧张性颈反射至生后6个月仍存在。受累的肌肉肌张力增高，尤其以内收肌为明显，下肢症状较重于上肢。当小儿被垂直抱起时两下肢伸直，内收并内旋，两腿交叉呈剪刀样。若将患儿放在地面上，可见足跟悬空，而足尖着地。两上肢肘关节屈曲放于胸前，或上肢向内后旋转伸展，腕关节屈曲下垂，拇指内收，其余四指紧握拇指，不能做对指运动。

　　小儿脑瘫属于传统医学的"五迟""五软""五硬"的范畴。

1. 五迟

　　立迟：站立过迟，不稳或不能站立。

　　行迟：走路过迟，或迟迟不能行走。

　　齿迟：出牙延迟，或者不出。

　　语迟：说话过迟，或者不能说话。

　　发迟：头发晚出，发量稀少，颜色发黄。

2. 五软

头项软：不能竖颈，不能抬头。

口软唇弛：咀嚼无力，口角流涎。

手软腕下垂：手软不能抓握或提举。

足软无力：不能站立，或站立不稳。

肌软松弛：肢体少动，腰软而不能坐，左右转动困难。

3. 五硬

头颈硬：头硬后仰，不能俯视，颈部紧张或角弓反张。

口硬：口唇僵硬，言语謇涩。

手足硬：手足发凉如冰而硬。

腰硬：腰如板，少活动。

肌肉硬：肌肉坚实，屈伸困难。

对于脑性瘫痪的发病原因，现代医学认为有如下原因：

1. 小儿出生以前，孕期受到感染，比如流感、风疹、带状疱疹、巨幼细胞病毒、弓形体感染等可能会导致胎儿脑部受损；孕妇患有糖尿病、妊娠毒血症、遗传性疾病也会影响到胎儿脑部的发育。

2. 小儿出生时，因胎位不正、脐带绕颈、臀位等造成孕妇难产，产程过长，或因医生使用产钳造成产伤，或胎头吸引造成婴儿脑部缺血缺氧。

3. 小儿出生以后，因各种原因引起感染、高烧、核黄疸、新生儿重症肺炎、头部外伤或不明原因的脑部出血等。

对于脑性瘫痪，中医认为的病因病机为：

1.先天禀赋不足，肝肾亏损，精血不能灌注于筋骨，则筋脉不能约束骨骼而出现关节屈伸活动不利，骨空而软，若再感受外来风寒，则筋脉骨骼相互协调失利，出现"五迟""五软"。

2.孕期母体疲劳、营养不良或宫内感染、窒息、早产、多胎等使胎儿未得到充足的气血营养，导致先天阳气不足，不能温暖肢体，如受外来寒气侵袭，则会出现血液运行不畅，滞涩而成为"五硬"。

3.平素乳食不足、喂养失调导致脾胃虚弱，中气不足则不能营养肢体，四肢痿软；脾虚气弱则气血运行乏力，脑失所养而造成脑瘫。

4.小儿久病、大病后失于调养，以致脾胃亏损，气血虚弱，筋骨肌肉失于滋养，导致肌肉不长或弹性下降，手足瘦弱，引起"五迟""五软"。

5.感受火热之毒，邪热炽盛，内陷厥阴肝经，引动肝风，后期伤气耗阴，日久气血失调，筋脉失养，造成四肢筋脉拘挛。

6.风痰留阻络道，气滞血瘀，筋脉失利。由于产时颅内出血、缺血、缺氧等原因致使痰瘀阻滞经络，筋脉失于濡养，经络气血不通，脑和四肢得不到充分营养而发病。

辨证分型

1.肝肾不足 患儿表现为发育迟缓，坐立、行走、生齿等明显迟于正常同龄期小儿，平素疲劳喜卧，精神呆滞，智力迟钝，面色无华，舌质淡，苔薄白，脉弦细。临床常见于痉挛型脑瘫小儿。

2.脾胃虚弱 患儿表现为肢体软弱，神情呆滞，面色苍白，神疲乏力，唇淡苔少，脉细弱。脾胃虚弱明显者兼见头、项、口唇、手足软弱无力，不能活动，肌肉松弛，食少不化，唇淡，舌淡苔薄白，脉沉迟无力。临床常见于不随意运动型脑瘫小儿。

3.气滞血瘀　患儿表现为神志迟钝，失语，痴呆，手足软而不用，肢体麻木，舌淡紫或边有瘀点，苔黄腻，脉弦滑或涩。临床常见于混合型脑瘫小儿。

中医综合治疗原则

1.以硬瘫（痉挛）为主的肝肾不足型　治疗上应当以补肝益肾助先天之元阳为主，佐以柔肝缓急、补肾助阳为辅。

2.以软瘫（肌张力下降）为主的脾胃虚弱型　治疗上应当以补益脾胃、培补后天气血生化之源为主，佐以补肾益精、强心安神为辅。

3.以五迟为主的气滞血瘀型　治疗上应当以舒筋行气、活血化瘀为主，佐以补脾益肾为辅。

王医生教您做推拿

传统医学的推拿治疗技术目前是我国乃至国际上得以认可的治疗脑瘫的切实可行的方法，对于肌张力、肌力、关节活动度、智力语言发育落后等问题都会有不同程度的改善，但脑瘫的康复是一个系统工程，既要配合康复治疗，又要患儿家长积极进行家庭康复训练，相信有足够的耐心和坚持不懈的努力，一定能收到令人满意的康复效果。

脑性瘫痪的推拿手法治疗措施主要有四种，主要根据患儿脑瘫类型：痉挛型、不随意运动型、共济失调型、混合型而制定。

痉挛型

其表现以肌张力增高为主，上肢内收，肘关节屈曲，手臂旋前，拇指内收，手呈握拳状，手腕下垂，双下肢交叉呈剪刀样，足跟不着地。

　　1. 痉挛型上肢的推拿手法顺序　点按极泉穴，提捏冈上肌和斜方肌等颈肩肌肉。拿捏三角肌，若肌张力较高者可弹拨肱二头肌起始部内侧并提捏肱二头肌，屈伸牵拉肘关节。

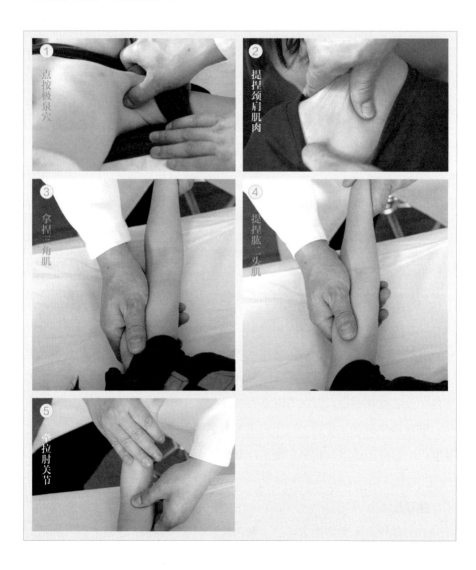

做完以上手法后，根据患儿痉挛特点还需继续做以下手法：

（1）前臂旋前者：加点揉或提捏旋前圆肌。

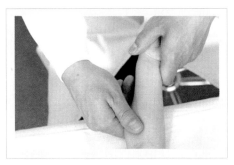

（2）腕下垂者：则先捻揉腕屈肌，然后边牵引腕关节边做掌屈、背屈及左右旋转动作。

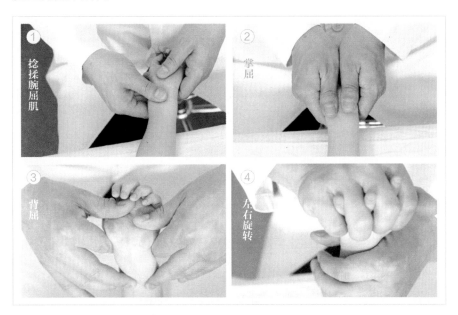

（3）拇指内收者：按揉桡侧肌群和大鱼际肌，搓揉拇指两侧及掌背两侧屈伸肌，旋转及牵引掌指关节和拇指间关节，照此依次活动各手指屈伸肌及关节。

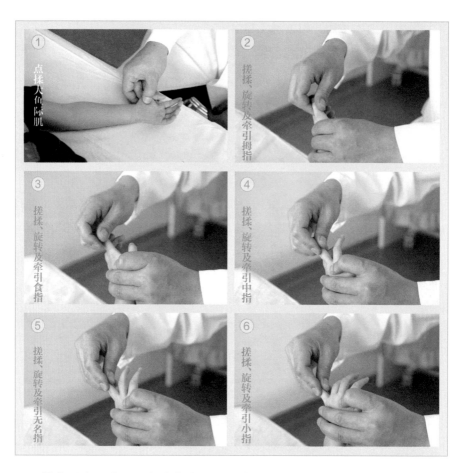

① 点揉大鱼际肌

② 搓揉、旋转及牵引拇指

③ 搓揉、旋转及牵引食指

④ 搓揉、旋转及牵引中指

⑤ 搓揉、旋转及牵引无名指

⑥ 搓揉、旋转及牵引小指

做完以上手法，以肩关节为轴心做旋转和抖动等放松动作。

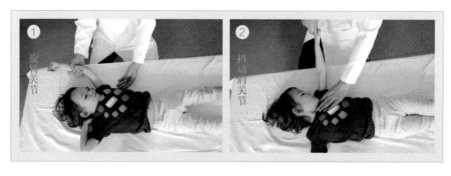

① 旋转关节

② 抖动肩关节

2. 痉挛型下肢的推拿手法顺序

（1）小儿仰卧位，切割、弹拨并点揉内收肌

（2）用滚揉或掌根揉的方法疏松股四头肌。

（3）牵引髋关节并做屈伸和内外旋转动作。

（4）若髋关节活动度仍不佳者，可用掌根揉等手法放松髂腰肌、臀大肌、臀中肌后，再充分活动髋关节。

（5）可用点揉肌腱等方法放松大腿后侧屈肌群。

（6）小儿俯卧位，操作者一手置于患儿大腿后侧以固定，另一手握持踝关节上端，做反复屈伸和顺时针及逆时针的环转膝关节运动。

（7）点按委中、承山穴 30 秒，并采用拇指点揉、掌根揉、滚揉等手法，放松小腿三头肌等屈肌群。

（8）踝关节腔隙狭窄较为明显者，可先弹拨跟腱两侧，再一手握其足跟部，另一手握持足背部，持续牵引半分钟并做踝关节跖屈、背屈和顺时针及逆时针的环转运动。

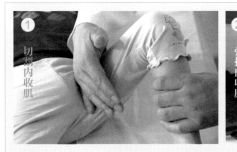
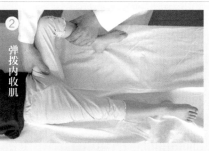

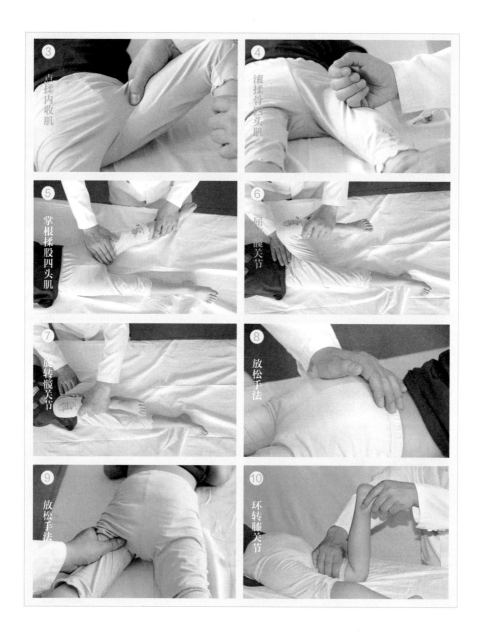

③ 点揉内收肌

④ 滚揉骨二头肌

⑤ 掌根揉股四头肌

⑥ 屈伸髋关节

⑦ 旋转髋关节

⑧ 放松手法

⑨ 放松手法

⑩ 环转膝关节

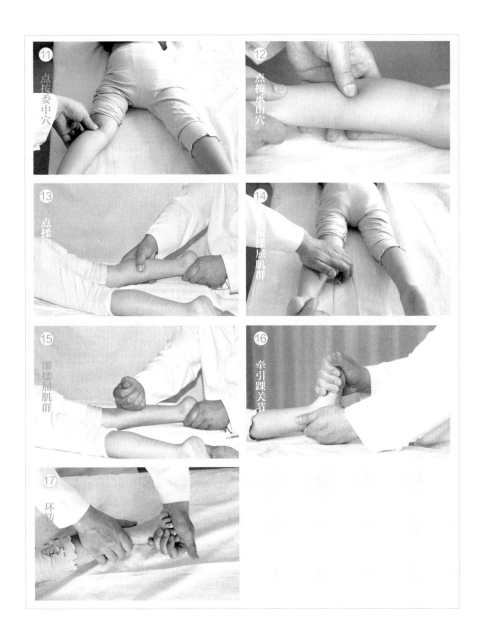

⑪ 点按委中穴

⑫ 点按承山穴

⑬ 点揉屈肌群

⑭ 点揉屈肌群

⑮ 滚揉屈肌群

⑯ 牵引踝关节

⑰ 环转踝关节

不随意运动型

其表现为四肢躯干无目的、不自主、不规律和达不到目的的动作，姿势和体态异常，肌张力变化不定，紧张时加重，睡眠时减弱或消失。手法治疗重点是以头、颈部、夹脊部为主。

1. 头颈部 操作者双手拇指或拇、食二指点揉风池穴 30 秒，双手食、中二指点揉第 7 颈椎至第 5 胸椎两侧夹脊穴各 30 秒，点揉、弹拨颈三角、肩三角部位的肌肉索条粘连。

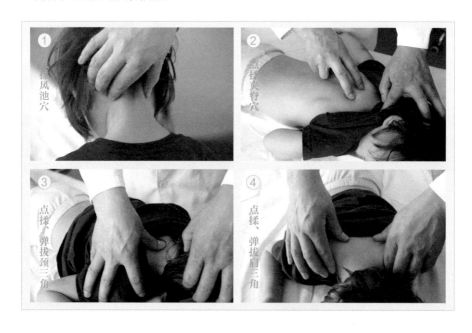

2. 腰部 点揉夹脊、肾俞穴各 30 秒。拿捏、滚揉并弹拨两侧腰部肌肉，双手大鱼际或掌根直推或分推两侧背阔肌，尽可能使双下肢达到放松伸展。

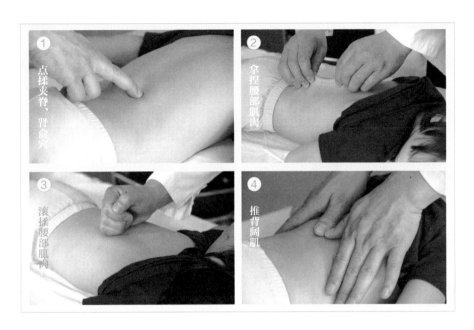

3.四肢部（参考痉挛型）

（1）上肢部加点肩井、尺泽、曲池、内关、合谷穴各 30 秒。以拿、揉、捏等手法放松上肢肌肉，缓解痉挛，降低肌张力，提高肌肉力量。

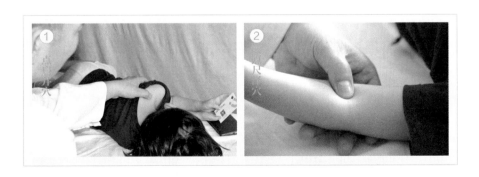

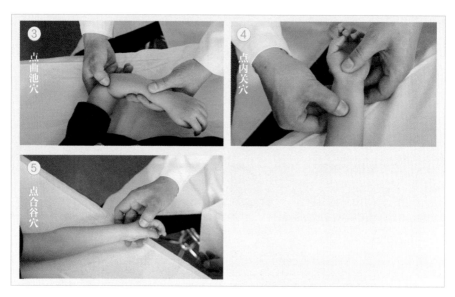

（2）下肢部以四组肌肉（臀部肌群、内收肌群、屈曲肌群、伸肌群），三大关节（髋关节、膝关节、踝关节）为主（详见痉挛型手法）。

共济失调型

其表现为肌张力低下，动作协调困难，不能保持固定一个姿势，动作过度，方向性差，蹒跚步态，指鼻实验阳性，语言单调，呈爆发性语言。手法治疗以头、颈、夹脊为主，头部可先点揉百会、太阳穴各30秒，拿捏颈三角、肩三角，点揉风池、风府穴各30秒，背部八法（参考第2章背部八法手法）1遍。

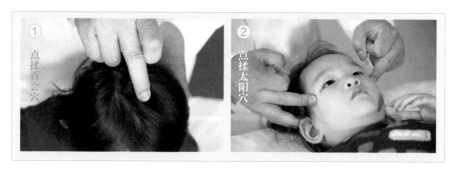

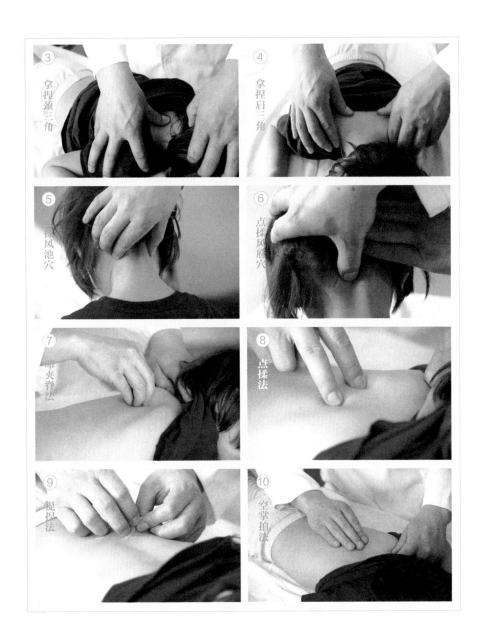

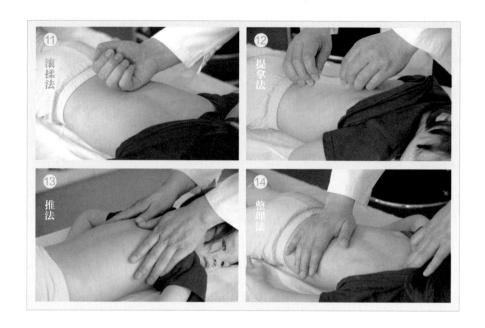

混合型

其表现为任何两种或三种类型表现并存，此型多伴有智力低下。手法治疗顺序主要参见各型治疗方法，如有伴随症状（并发症）手法治疗重点如下：

1.智力发育落后、流涎（流口水）、癫痫、言语障碍的手法治疗重点是头、颈、夹脊加上点穴。

治疗顺序：背部八法（参考第2章背部八法手法）1遍，点揉两侧风池、哑门、百会、四神聪穴各30秒，头部五条线10遍，开天门20次，搓揉耳廓20次，双手对掌鼓左右两耳10次，提抓头皮（见头面部特色推拿手法中的提抓法）1次，梳头法1次，点揉膻中、天枢、足三里穴各30秒，点揉涌泉穴30秒，并用拇指指腹或大鱼际搓揉至局部发热。用拇指指腹由足底外侧向上推至涌泉穴20次。

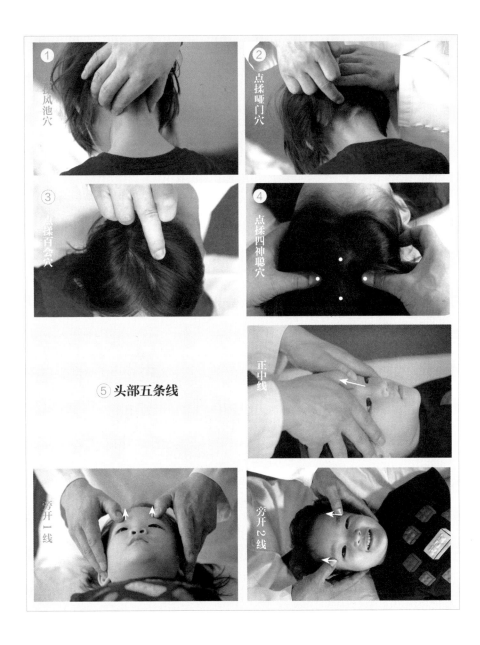

① 按揉风池穴

② 点揉哑门穴

③ 点揉百会穴

④ 点揉四神聪穴

⑤ 头部五条线

正中线

旁开 1 线

旁开 2 线

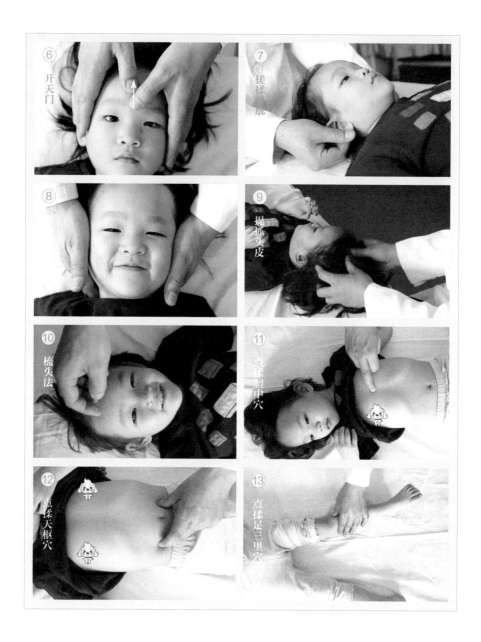

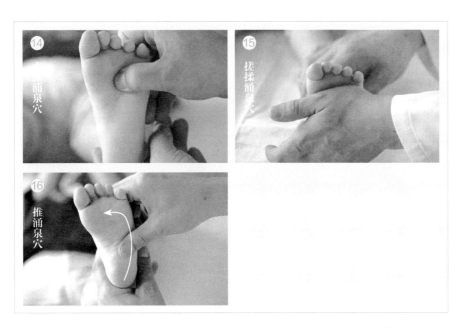

2.面部肌肉痉挛：点揉翳风、颊车穴各 30 秒，以双手提、分推面部肌肉 50 次。

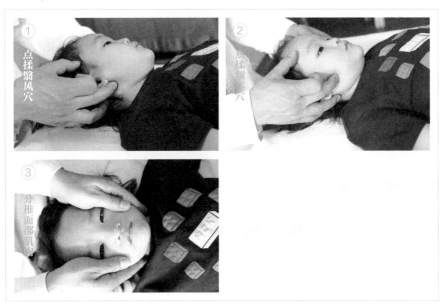

3.流口水或言语发育不良者：加点振廉泉穴 30 秒，以缓解舌根部肌肉痉挛，也可以用拇指和食指提捏之法，以刺激舌下神经。

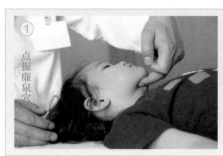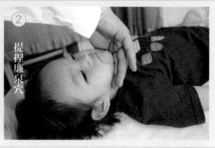

生活小贴士

1.小儿一旦确诊为脑瘫，就要及早进行治疗和训练。千万不要整日奔走各大医院，忙于看病找病因，而不安心治疗。这样做，无形之中会延误孩子最佳的治疗时机。

2.有一些孩子由于能力的不足，往往完不成治疗师和家长制定的计划，经常遭到家长的责备甚至打骂。也有很多孩子，由于运动量过大，出现疲劳，很长一段时间不能得到恢复，出现低烧、不想吃饭、睡觉不踏实。这样不科学的治疗，会对孩子的康复造成更不利的影响。还有些家长总是责备孩子"偷懒"，其实孩子不是"偷懒"，他们只是主动运动能力的不足。家长需要鼓励孩子，主动了，能力就会提高，尤其是对于那些肌张力高、下肢关节活动度差或肌力低的孩子，要完成一个简单的抬腿动作，都需要付出常人所想象不到的努力。在我看来有些孩子的毅力远超成人，他们有强烈的渴望，也想站起来走路，更想去学校读书。所以，家长要对孩子有信心。

儿童自闭症，肌肤相触是钥匙

自闭症又被称为孤独症，早发性婴儿孤独症。其主要是以社交能力不足，孤僻或极端孤僻，语言发育障碍或用语言交流的能力丧失，兴趣和爱好狭隘或单一，动作、行为方式刻板，总要重复简单的游戏活动，对物体的想象力缺乏等为表现的广泛性发育障碍疾病。此病多发生在 3 岁以下的儿童，约 70％ 的患儿同时伴有精神发育迟滞。

自闭症或孤独症的病名虽说在祖国传统中医学著作中没有提及，但从《黄帝内经》《医林改错》《保婴撮要》及《医述》等古代文献记载中可以看出，儿童自闭症相当于童昏、语迟、清狂、胎弱、无慧、视无情、目无情等证候的范畴。中医理论认为其疾病位置在于脑，因为视、听、言、动、记忆、思维、感觉等均与脑的功能有直接关系，当然也和心、肝、肾三脏关系比较密切。

中医认为的病因病机为：

1. 先天不足，肾精亏虚（脑失所养）：《医方集解》中说："人之精与志皆藏于肾，肾精不足则志气衰，不能上通于心，故迷惑善忘也。"若小儿父母身体状况不佳，尤其母亲怀孕期间体质虚弱、多病、高龄、高危妊娠等都容易影响胎儿的发育，导致先天不足，也有一些小儿在出生时由于难产、滞产或利用器械（产钳、吸引器）助产时出现脑部损伤导致脑部出血、缺血、缺氧也会影响智力和体格的发育。

2. 心窍不通，神失所养（心神失养）：《素问·灵兰秘典论篇》中说："心者，君主之官也，神明出焉。"《灵枢·邪客》中说："心者，五脏六腑之大主也，精神之所舍也。"详细说明了心在掌管人的精神意识，思维活动的重要地位。若心神失去濡养，人的神志、语言、行为举止、表情、反应、

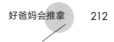

兴趣爱好等均会受到不同程度的影响。"舌为心之苗",心气通于舌,若心神失养,又会出现少言寡语,甚至无语,语言错乱,构音不清楚等症。

3. 肝失条达,升发不利(气机、情志不畅):《素问·举痛论》中说:"百病生于气也。"人的情志活动虽以心主神明的功能为主导,但与肝的疏泄功能也密切相关,情志活动主要依赖于气血的正常运行,情志所伤会影响气机的调和通畅,若肝的疏泄功能减退,则会出现肝气郁结,心情抑郁。若疏泄太过,阳气升腾而上,会使心情急躁易怒。若反复持久的情志异常,也会影响肝的疏泄功能,导致肝气郁结不畅。

辨证分型

1. 心肝火旺者 多出现急躁易怒,任性固执,不容易管教,胡言乱语,大声喊叫,听而不闻,情绪波动较大,跑跳无常,难以安静下来,并且有面红目赤,口干口渴,大便干燥,小便黄,睡眠不安等症。

2. 痰迷心窍者 多为表情淡漠,神志痴呆,流口水,自言自语或者言语不清,对于别人给予的指令充耳不闻等。

3. 肾精亏虚者 往往会出现发育迟缓,身材较为矮小,动作缓慢,反应迟钝,并且有面色苍白,体形消瘦,言语、智力发育落后,精神呆滞等症。

简单来说,儿童自闭症的主要临床表现形式为社会交往能力障碍,包括眼睛不看人,目光回避,不愿意与人沟通、交流、交往,性情孤僻,独来独往,把自我封闭起来,且表情淡漠,急躁易怒,情绪波动较大,听而不闻;语言表达和言语发育迟缓,包括寡言少语,甚至无语,自言自语,语言重复,吐字不清,语声怪异,语言让人难以理解;特殊行为包括感受比较迟钝,迷恋某一物品或某一游戏,兴趣狭窄,动作刻板而重复,动作怪异,姿势特别而奇怪,行为定式等;出现不同程度的智力障碍。

王医生教您做推拿

　　由于本病的发病原因尚不太明确，症状表现又较为复杂，因此目前仍没有单一特效的治疗方式，往往是几种方法协同进行康复治疗。推拿治疗本病的原则是开窍醒脑、安神定志、培补先天等，背部八法治疗以督脉为主，可以调和平各脏腑之气血，促进脑和神经系统的发育；头部五条线治疗能够开窍醒脑、安神定志；头面部点穴和面颊下颌部的肌肉手法治疗有助于言语意识和发音功能的改善等。在临床实践中有不少儿童经过一段时间的推拿治疗后，社交能力，语言能力和主动与人沟通的意识有了很大程度的提高，而且身体素质和抵抗能力也会有不同程度的改善。

　　儿童自闭症的推拿手法治疗措施，请依据下面的操作步骤进行：

　　1. 背部八法 1 遍。

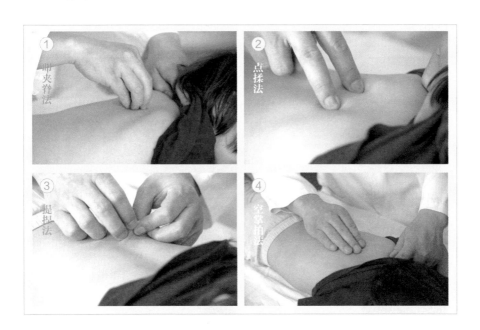

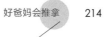

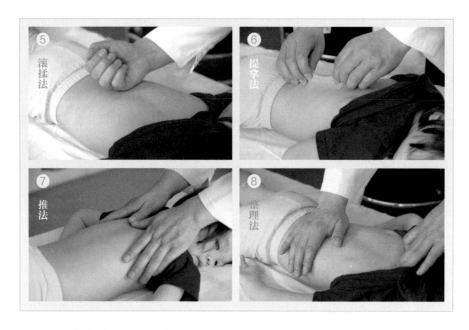

2.腹部推拿三法50遍。

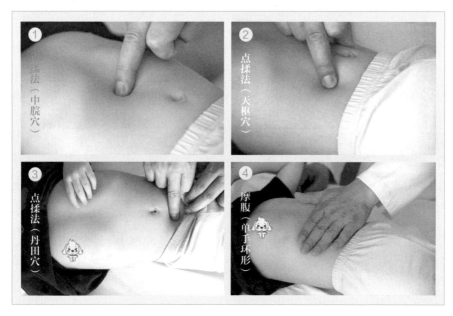

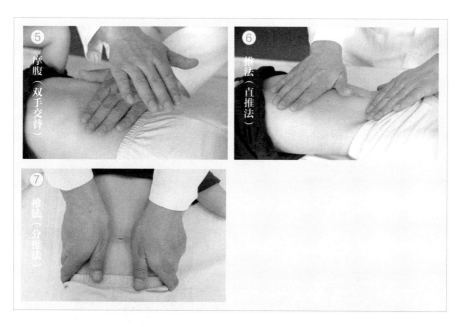

3. 头部五条线 5 遍。

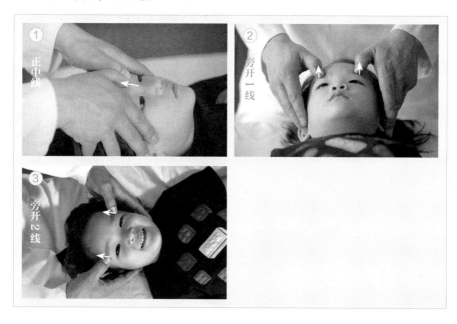

4.点揉两侧风池、哑门、百会、四神聪、太阳、印堂、合谷、内关穴各30秒。

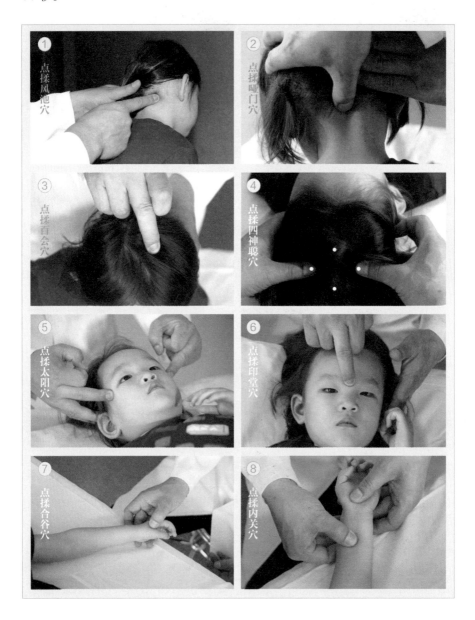

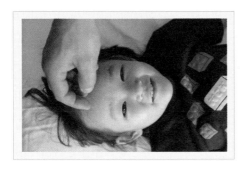

5.小儿仰卧位，操作者站立其一侧，一手轻托起小儿后枕部，一手用指甲从前发际梳向后发际，也可用双手同时进行头皮梳理 30~50 遍。

6.小儿取坐位，操作者站立其身后，一手固定其前额，一手五指屈曲，用指甲从头顶百会穴处向前额部进行梳理，然后用五指指腹从前往右，再往后，往左（当五指指腹进行推拿时改用指尖部位），继续往前，进行顺时针方向梳理头皮 1 次后手指回到百会穴，再进行下一遍操作，连续 5 ~ 10 遍；单手或双手提抓头皮 100 次，注意手法操作时要轻抓重提。

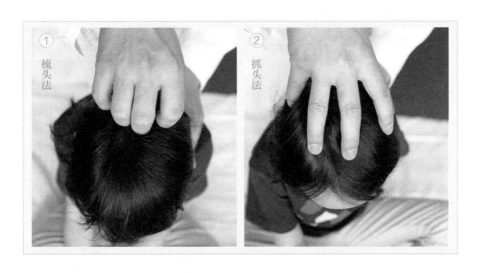

7.伴有运动发育落后者：参照脑性瘫痪章节的各型治疗手法。

8. 对于语言障碍、流口水者：用双手拇指点揉双侧地仓穴，其余四指提捏面部肌肉 100 次，边点揉边拿捏，然后用两手食、中、无名指按揉面颊部肌肉 100 次，再用拍法进行放松面部肌肉。以中指或食、中二指快速点揉廉泉穴 30 秒。然后用拇、食二指拿捏下颌部位肌肉 50 次。双手除拇指外的其余四指拍打以放松下颌部肌肉 30~50 次。以双手中指点揉两侧迎香穴 30 秒。用双手拇指沿鼻翼两侧，鼻唇沟处分推至面颊部位 50 次。再用双手轻轻拍打整个脸部肌肉数次。

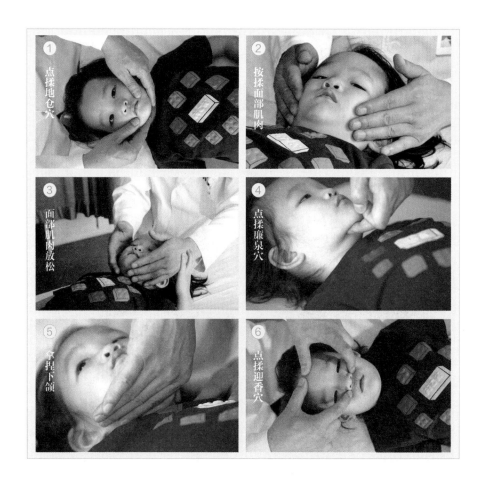

① 点揉地仓穴

② 按揉面部肌肉

③ 面部肌肉放松

④ 点揉廉泉穴

⑤ 拿捏下颌

⑥ 点揉迎香穴

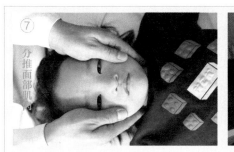

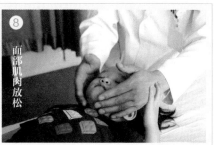

　　如能辨清孩子的致病因素，在做完以上手法后根据病因继续做如下推拿手法，可促进自闭症的改善。

　　1. 心肝火旺者　加清肝经、清心经各 200 次，运内八卦、掐揉小天心、搓揉涌泉穴各 100 次，点揉少府穴 30 秒。

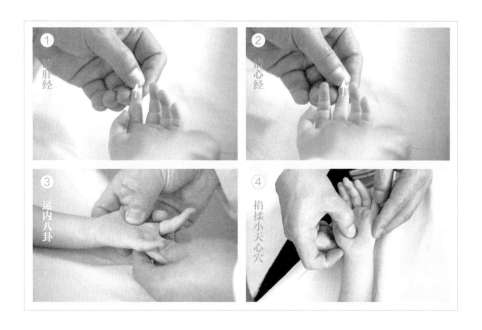

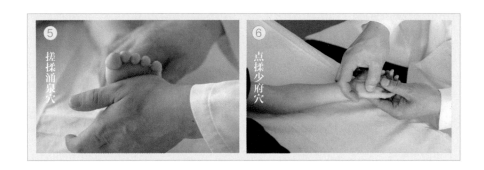

2.痰迷心窍者 加清肝经、清心经、补脾经各200次，搓揉小天心穴100次，点揉天突、膻中、丰隆穴各30秒。

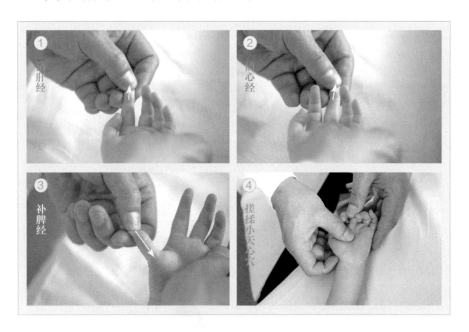

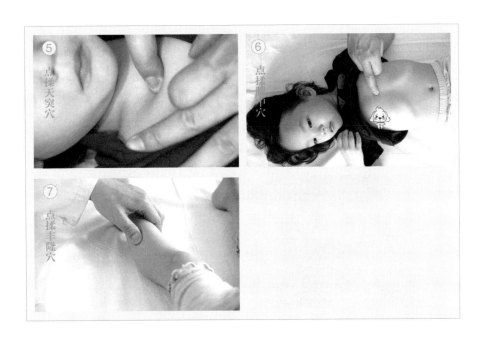

3.肾精亏虚者 加补肾经、补脾经各 200 次，点揉攒竹、睛明、鱼腰、四白、足三里、太溪、三阴交穴各 30 秒，用双手拇指或大鱼际搓揉涌泉穴至局部皮肤发热。

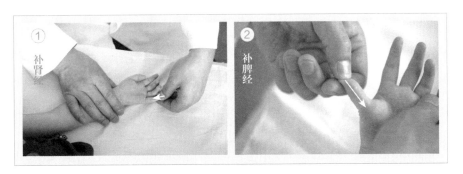

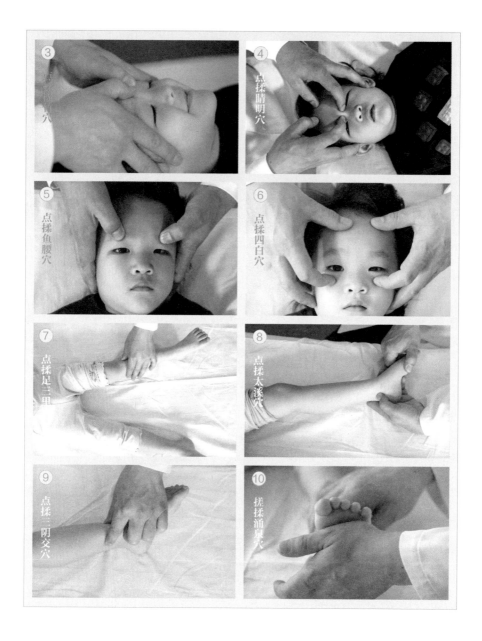

③ ……穴

④ 点揉睛明穴

⑤ 点揉鱼腰穴

⑥ 点揉四白穴

⑦ 点揉足三里

⑧ 点揉太溪穴

⑨ 点揉三阴交穴

⑩ 搓揉涌泉穴

家庭食疗小妙方

关于自闭症儿童的饮食始终是众多专业人士共同关注的问题，有研究显示四类食物会对自闭症的儿童产生不良影响，谷物类，如大麦、燕麦和黑麦，因此应避免吃黑面包、燕麦片、馒头、包子、饼干等；含酪蛋白类食物，如奶制品、鸡蛋、鲜奶蛋糕、冰淇淋等尽量少吃或不吃；含色素食物，如巧克力、橘子汁、泡泡糖等应避免食用；含水杨酸盐食物，如橘子、橙子、胡柚、柠檬、西红柿等，包括阿司匹林也含有水杨酸，小儿感冒发烧时应尽量避免服用阿司匹林去退烧。

生活中，科学合理的饮食调理会有助于某些症状的缓解，应尽量让孩子多吃一些富含蛋白质、维生素等有利于脑部健康的食物。

生活小贴士

由于儿童自闭症的病因和临床表现较为复杂，属于广泛性的功能发育障碍，因此，目前尚无明确有效、切实可行的治疗方法，只有采取早期综合干预，才能提高小儿的多方面技能，提升其对外界环境的适应能力和生活自理能力。然而生活自理能力、学习能力、行为矫正、认知能力、言语功能、精细动作、肢体运动、社会人际关系交往沟通、适应能力等诸多方面都需要逐一进行学习、培训和培养，而且要不断地去重复、机械地进行训练，才能强化与巩固所学内容，这也就意味着已经远远超出了医院的治疗范畴。既要有特殊儿童教育机构的广泛参与，又需要全社会的大力支持和帮助，尤其是作为患儿家长更要有足够的耐心和毅力去帮助他们，尽最大努力去创造、改善良好的康复治疗条件和训练环境，使其更早、更多、更好地融入生活和社会大家庭之中。

多动症，梳头法调理"熊"孩子

注意力缺陷多动症又名轻微脑功能障碍综合症、儿童多动症、儿童多动综合症，简称多动症。是指小儿智力正常或者接近正常，而平时注意力却不能集中，自制能力较差，活动量多于正常小儿，情绪管理不足，性情急躁容易冲动、任性，整日坐立难安，稍大些的会有学习困难等系列综合症。

本病症男孩较多，而且常见于 3 ～ 7 岁的小儿。据统计，本病的发病率高达 3% ～ 9%，在我国，一个班可能就有 1 ～ 3 名小儿患有多动症，是学龄期儿童发病率较高的慢性健康问题之一。

多动症的发病原因与遗传因素、环境污染、产伤（出生前后轻度脑损伤）、代谢异常等有关，也有因为孕妇大量饮酒、抽烟、滥用药物等引发。据统计，近年来发病率有上升趋势，对小儿身心健康成长造成了一定的负面影响，专业人士认为环境污染，空气中的重金属含量较高，小儿轻度铅中毒也是造成本病的原因之一。随着年龄的增长，大部分小儿到了青春期病情会渐渐好转或者基本能够痊愈。

中医将小儿神志涣散、多语多动、冲动不安等归属于中医理论中的"躁动""脏躁"证之中；而注意力不集中，学习困难，活动量过多，智力却基本正常等与"失聪""健忘"之证极为相似。

中医认为，造成多动症的主要原因有：

1. 先天禀赋不足：父母平素体质偏弱，孕期精神状态失调等，影响了胎儿的正常生长和发育，导致肾精不足、肝肾阴虚等证。容易出现阴虚阳亢、心神不宁之好动不安、冲动任性、静坐困难等症状。

2. 产伤以及其他损伤导致小儿气血瘀滞，心肝失养而神魂不宁。

3.后天养护不当：过食辛辣生冷食物导致脾胃受损；病后失养，使心神失养。

4.情志失调：教育方法失当，过度溺爱，放任自流，致使小儿所欲不遂，心神不宁，躁动不安，任性冲动等。

中医常见的多动症证型及表现：

1.心脾两虚型　注意力难以集中，安静不下来，多动但不暴躁，做起事情有头没尾，睡眠质量差且梦多易醒，健忘，容易出汗，疲乏无力，食欲不振，面色苍白，手脚不温，大便稀。

2.肝肾阴虚型　好动不安，静坐困难，容易冲动、任性，学习困难，手足心热，多梦盗汗，乏力腰酸，大便秘结。

3.痰火扰心　多动话多，烦躁不安，容量冲动、任性，自控能力较差，精力不集中，丢三落四，食少口苦，睡不着觉，大便干，小便黄。

王医生教您做推拿

由于多动症病因较为复杂，每个儿童所表现出来症状也大不相同。治疗时，如孩子没有四肢运动功能障碍，则以点按穴位为主，以达到滋养肝肾、补益心脾、化痰宁心之效。然而由于儿童容易躁动不安、冲动任性等情况，手法操作过程就要注意用力缓和平稳，并要不停地与患儿进行语言和肢体动作的沟通，必要时播放一些儿歌或是轻音乐，使其尽量放松，消除紧张情绪，经过几次治疗后大多数都能很好地配合，这样才能达到更好的治疗效果。

多动症的推拿手法治疗措施要依据病因进行：

1.心脾两虚　腹部推拿三法1遍，背部八法1遍，点揉足三里、太阳、百会、四神聪穴30秒，头部五条线各5次，推两侧鱼腰穴各30次，开天门30次，梳头法、提抓头皮各 50 次，补心经、补脾经各 200 次。

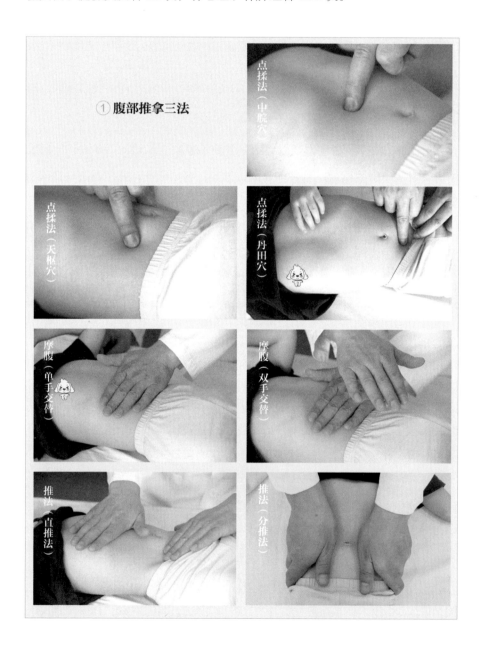

① 腹部推拿三法

点揉法（中脘穴）

点揉法（天枢穴）

点揉法（丹田穴）

摩腹（单手交替）

摩腹（双手交替）

推法（直推法）

推法（分推法）

② **背部八法**

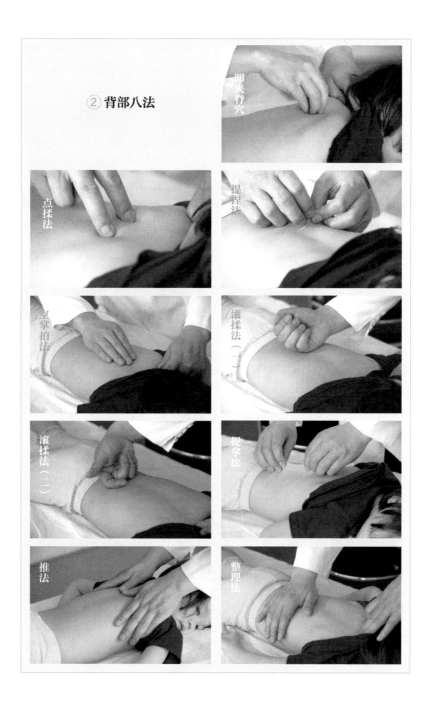

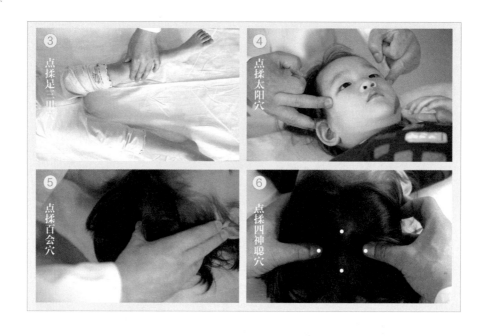

③ 点揉足三里穴

④ 点揉太阳穴

⑤ 点揉百会穴

⑥ 点揉四神聪穴

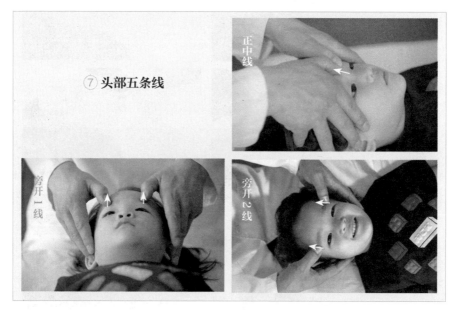

⑦ 头部五条线

正中线

旁开一线

旁开二线

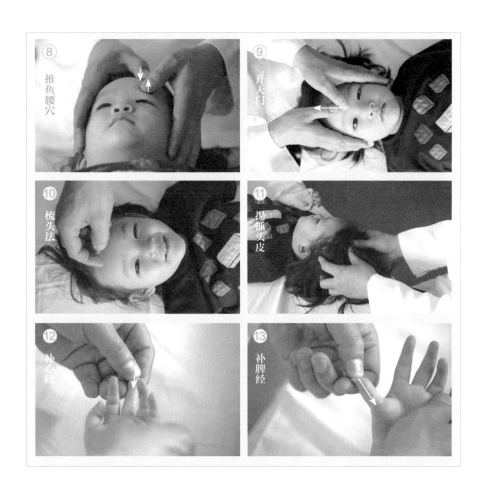

2.肝肾阴虚　腹部推拿三法（参考本节腹部推拿三法手法）1 遍，背部八法（参考本节背部八法手法）1 遍，头部五条线（参考本节头部五条线手法）各 5 次，推鱼腰穴左右各 50 次，开天门 30 次，梳头法、提抓头皮各 50 次，补肾经、清肝经各 200 次，点揉太阳、百会、四神聪、三阴交穴各 30 秒，双手拇指或大鱼际搓揉双侧涌泉穴至局部皮肤发热。

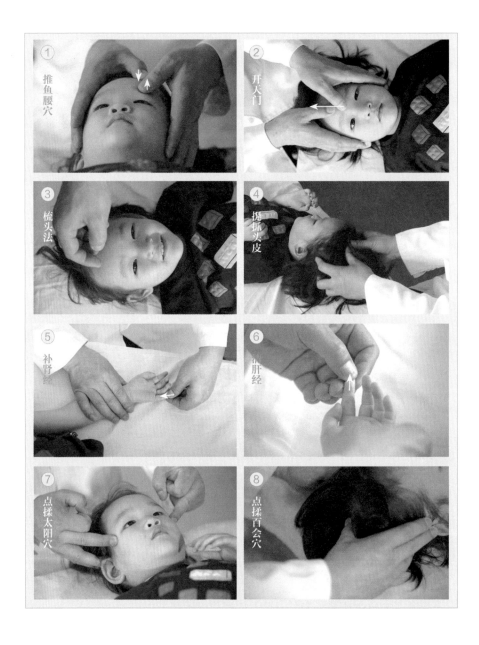

① 推鱼腰穴

② 开天门

③ 梳头法

④ 提捏头皮

⑤ 补肾经

⑥ 清肝经

⑦ 点揉太阳穴

⑧ 点揉百会穴

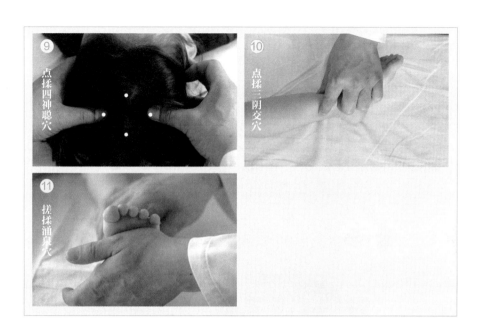

3. 痰火内扰　腹部推拿三法（参考本节腹部推拿三法手法）1 遍，背部八法 1 遍（参考本节背部八法手法），清心经、清肝经各 200 次，点揉天突、膻中、太阳、百会、四神聪、小天心穴各 30 秒，头部五条线（参考本节掐按头部五条线手法）各 5 次，开天门 30 次，推左右鱼腰穴各 50 次，梳头法、提抓头皮各 50 次。

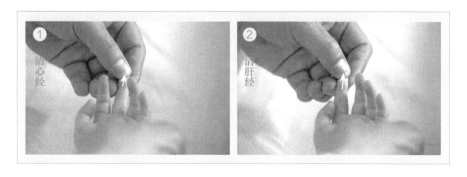

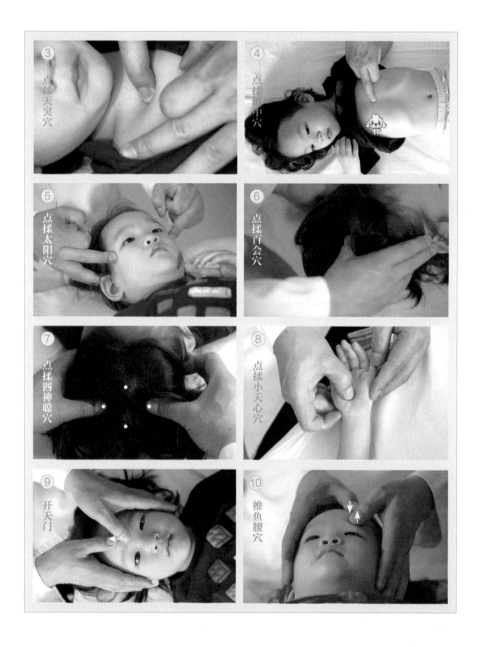

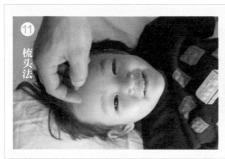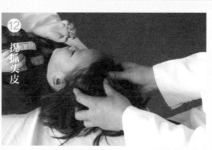

生活小贴士

1. 小儿多动症虽预后良好，痊愈的概率较大，但症状较明显者应积极进行治疗和康复训练，以免影响身心健康。

2. 在医生或康复师的指导下进行心理和行为疏导。

3. 对于大运动、协调能力较差，动作笨拙的小儿要积极配合康复师进行感觉统合训练。

4. 家长要多关心、多体谅，更要多多支持和鼓励，树立恢复健康的信心，切忌责备和打骂。

5. 逐渐培养其有规律和良好的生活、学习习惯。对于不良的习惯和行为方式应及时给予引导、纠正，不要迁就，尤其对于有一定危险、攻击性和破坏性的行为，家长要多留心防备，以免造成不良后果。

6. 既要保证小儿充足、合理的膳食营养，又要避免吃一些带有刺激性和提高兴奋性的食物及饮品。

7. 不要使用含铅的食器，也尽量不让小儿吃含铅较高的食物，比如松花蛋、爆米花、薯条、葵花籽、各种贝类等。

8. 尽量不要食用含铅的食物，比如少吃油条等，更不能使用没有涂膜的铝制食器，因为体内铝超标会引发智力和记忆力减退。

9.不宜食用含人工色素、香精的食物，比如可口可乐、蜜饯、果汁、蛋糕上的色素裱花和添加了调味剂的食品。

10.应选择以高蛋白、高磷脂以及含铁、锌、维生素较丰富为主的食物，比如蛋类、精瘦肉、动物肝脏、鲜鱼类、玉米、水果、叶菜类以及黑木耳、坚果、芝麻、黑豆等。

11.可以用龙眼肉、百合、淡竹叶、合欢花、酸枣仁、莲子肉、茯苓、芡实等分别做成茶、汤、粥食用。

小儿肌性斜颈，拿捏肌肉使头端正

小儿肌性斜颈又叫先天性胸锁乳突肌性斜颈、原发性斜颈，是指小儿头部向患侧倾斜、前倾、面部旋向健侧等。其发病原因除了脊柱畸形引起的骨性斜颈，斜视、视力障碍出现的代偿性姿势性斜颈，颈部麻痹导致的神经性斜颈和一侧胸锁乳突肌肌肉挛缩造成的肌性斜颈外，更多情况下与下面的损伤因素有关：

1. 分娩时一侧胸锁乳突肌受产道或产钳挤压而损伤出血，由于血肿机化导致肌肉挛缩。

2. 分娩时胎儿头部位置不正，影响了一侧胸锁乳突肌血液供应，导致肌肉缺血性改变而引起肌肉挛缩。

3. 胎儿在子宫内头部位置不正，向一侧倾斜时间过长而引起，有少数小儿出生后即有斜颈出现。

小儿肌性斜颈对大部分患儿来说是递进性的，一般在出生一二周内才会出现斜颈，头部向患侧前倾、歪斜，面部旋向健侧，颈部向健侧旋转时患侧可出现呈菱形或梭形的肿物，底部可稍有移动，颈部活动受限，被动拨动头部时小儿会出现哭闹，并又会迅速回到原位，伸直颈部时，患侧的胸锁乳突肌肌张力增高，病情迁延过久会出现面部肌肉左右不对称，甚至会出现代偿性胸椎侧凸。但也有一些患儿虽出现轻度斜颈而胸锁乳突肌并未发现明显的挛缩现象。

几个要点帮您判断肌性斜颈：

1. 头偏向患侧，面部转向健侧。

2. 左右面部的肌肉发育不对称。

3. 用手指触摸颈部胸锁乳突肌时，可发现质地较硬的菱形或梭形肿块。

4. 直接有效的判断方法是颈部 B 超检查。

王医生教您做推拿

小儿肌性斜颈一旦明确诊断后，推拿手法应该是最佳的治疗方式，同时更要强调及时及早，年龄越小，治疗效果越是明显。但小儿颈部皮肤娇嫩、褶皱又多，操作不当容易造成局部皮肤损伤，尤其是夏天出汗较多时皮损后甚至会出现局部感染，轻者要一两周后才能得以恢复，会延误治疗时间，因此手法操作时要求比其他部位更应小心谨慎，操作者手指一定要紧贴、吸定治疗部位的皮肤深层，减少摩擦；另外做牵引、拔伸时力度要把握精准，要顺势不要强求，更要杜绝用力过猛、生硬；同时由于患侧会影响整个颈部的活动范围，造成健侧颈部肌肉的紧张，所以在治疗过程中也要顾及健侧颈部肌肉的放松手法治疗，比如运用提拿、拿捏、点揉之法等，这样才能更好地提高颈部的活动度，更有利于手法的顺利操作。

小儿肌性斜颈的推拿手法治疗顺序如下：

1. 小儿坐位、侧卧位或仰卧位，操作者一手固定健侧头部，另一手点揉风池穴 30 秒，而后一手固定患侧头部，尽量向健侧倾斜，使其肿块充分暴露在外，使用点揉法来消散肿物，松解挛缩。做此手法时要注意，手指要吸定皮肤，点揉力度要轻柔，以免损伤皮肤。

2. 操作者一手拇指放于患侧胸锁乳突肌起始部，其余四指放于颈部，自上而下点揉、拿捏胸锁乳突肌，也可用双手拇指并拢进行拿捏，拿捏数次后轻度旋转和牵引颈部，具体动作为：操作者双手托住小儿头颈部后侧，双手拇指固定于两侧面颊部，尽量托起下颌部，做低头、仰头、向左倾斜、向右倾斜和左右旋转动作。手法以向健侧倾斜动作为主，才能做到充分牵拉患侧胸锁乳突肌，以减轻肌肉挛缩。

　　上述动作做熟练后，还可边拔伸边旋转，切记每一个动作要顺势而行，不要用力过度、过猛。最好边逗引小儿，边做动作，尽量在小儿完全配合的状态下缓慢进行。

　　3.小儿取坐位，操作者位于其背后点揉、拿捏颈肩部患侧肌肉（如冈上肌、菱形肌、肱二头肌、背阔肌、斜方肌等）。

　　4.一手固定患侧肩膀，一手抓握前臂，360度旋转患侧肩关节。

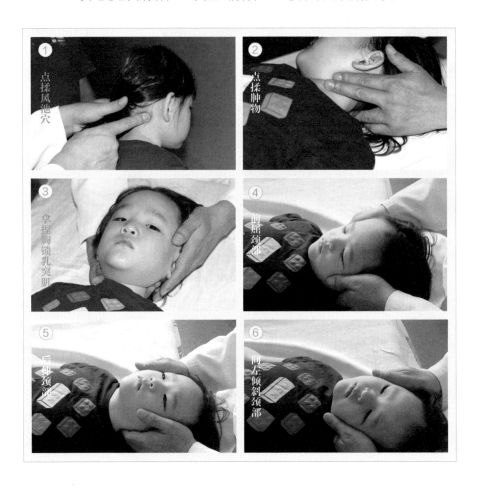

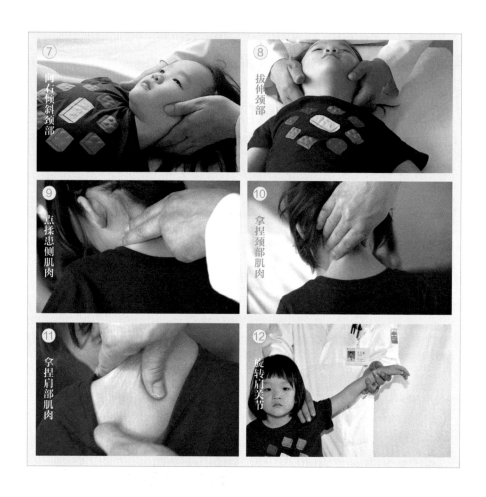

⑦ 向右倾斜颈部

⑧ 拔伸颈部

⑨ 点揉患侧肌肉

⑩ 拿捏颈部肌肉

⑪ 拿捏肩部肌肉

⑫ 旋转肩关节

生活小贴士

中医认为此病与局部气血瘀滞、筋脉失养有关，治疗原则以活血祛瘀，疏通经络为主，因此手法治疗效果较为明显，还可配合使用花椒水或淡盐水局部热敷等进一步巩固疗效。本病若发现早，治疗年龄越小，方法得当，不仅疗效显著，疗程缩短，且一般无后遗症出现。

小儿产瘫，功能恢复用推拿

"十月怀胎，一朝分娩"，迎接新生命的期盼和喜悦是人生最幸福的一段经历。但如果孩子出生后患有产瘫，总会给这段幸福蒙上一层阴影。产瘫又称小儿产伤麻痹，根据产瘫部位分为面神经麻痹、上臂麻痹和坐骨神经麻痹，而第 5、第 6 颈神经合成了臂丛神经上干前支，是臂丛的最高点，损伤的概率较大，因此上臂麻痹的发生概率较高，下面会重点介绍。

上臂麻痹，也就是分娩性臂丛神经损伤，其发病多因胎儿体形过大或胎位不正造成产程延长，出现难产或滞产时医护使用产钳挤压、吸引器助产，由于头部牵拉时用力过猛、过急，导致颈部和肩部分离过度，臂丛神经撕裂损伤。主要表现是上臂麻痹，肌肉萎缩，上肢活动受限或者废用。此病，当属中医的"痹症"和"痿病"范畴。

根据臂丛神经受损伤的位置不同，其症状表现也有明显差异。

1. 第 5、第 6 颈神经损伤　患侧上肢下垂，肩关节外展、上举动作受限制，肘关节微屈，前臂向前旋转，因此又叫上臂麻痹（上干型）。中医认为，此种表现属于手阳明大肠经损伤。

2. 第 8 颈神经和第 1 胸神经的损伤　手指屈曲，伸直困难，手腕下垂，不能伸腕，手部大、小鱼际肌肉萎缩，前臂感觉障碍，因此又称前臂麻痹（下干型）。中医认为，此种表现属于手太阳小肠经损伤。

3. 臂丛神经束损伤　多表现为整个上肢自主活动能力受到限制，出生时锁骨上窝有出血肿胀，肱骨头半脱位，肩膀下垂，上肢向内旋，内收贴近身体等，故称全臂麻痹（全臂型）。中医认为，此种表现属于手阳明大肠经、手少阳三焦经、手太阳小肠经损伤。

几个要点帮您辨别小儿产伤麻痹：

1.常见于新生儿时期。

2.孕妇分娩过程中因难产，如臀位、肩膀娩出困难时，医护有明显过度、过猛牵拉因素。

3.小儿出生后有一侧上肢下垂、内旋、内收贴近身体，肩膀上举外展困难，肘部不能屈曲，感觉障碍，手指肌肉瘫痪，不能抓握等表现。

4.随着小儿年龄增长，出现上肢肌肉萎缩、肩关节半脱位、肩峰下垂等。

王医生教您做推拿

小儿臂丛神经损伤的推拿手法治疗重点是以降低上肢屈肌张力，增加伸肌肌力，增加肩、肘、腕关节及五指关节的活动度为主。建议该疾病被诊断后及早综合康复治疗，以降低后遗症的发生率。

1.常用穴位 极泉、肩井、曲池、内关、合谷、外关、五指节、老龙、天宗穴等。每个穴位的手法操作以点按为主，时间为各 30 秒（参见脑瘫痉挛型上肢治疗方法）。

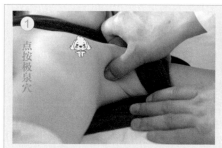
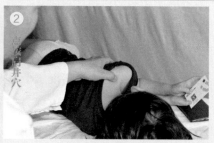

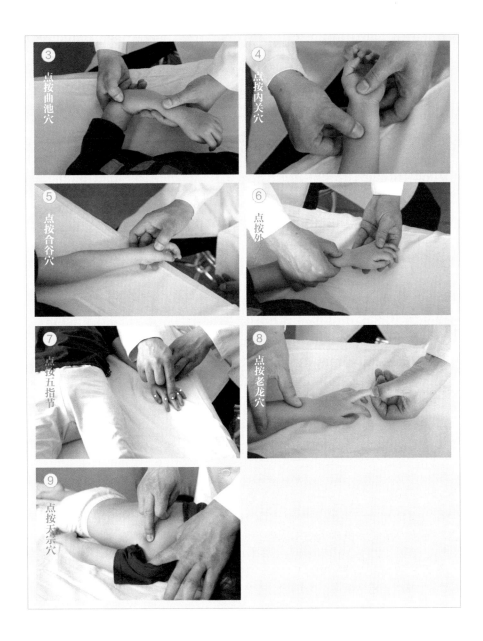

③ 点接曲池穴

④ 点按内关穴

⑤ 点按合谷穴

⑥ 点按外

⑦ 点按五指节

⑧ 点按老龙穴

⑨ 点按天宗穴

2.重点治疗肌肉 肱二头肌、三角肌、肱骨肌、肱桡肌、冈上肌、冈下肌、胸大肌起始部、肩胛下肌、菱形肌、背阔肌、旋前圆肌、屈腕肌、拇长伸肌和大、小鱼际肌等。每一处肌肉的手法操作以拿捏、提捏、点揉为主（参见脑瘫痉挛型上肢治疗方法）。

3.增加上肢关节活动度 肩关节前后环转，肘关节屈伸牵拉，腕关节牵拉、屈伸及环转，五指关节牵拉、捻转等手法治疗（参见脑瘫痉挛型上肢治疗方法）。

家庭食疗小妙方

对于臂丛神经损伤的小儿应注意多补充水分，多吃水果、蔬菜、坚果类、五谷杂粮，比如燕麦就有很好的改善神经功能的作用。卵磷脂和 B 族维生素也有利于营养和神经修复，可以多吃一些花生（注意：要根据儿童年龄选择花生产品）、牛肝、芹菜等。

治疗小贴士

小儿产伤麻痹的手法治疗效果是可以肯定的，为了进一步加强和巩固疗效，应积极配合运用电热针灸、物理因子治疗，还可以配合局部中药熏蒸、熏洗等治疗手段，更要重视功能训练，尤其是家庭康复锻炼，以尽可能减少和避免后遗症的出现。

小儿穴位精准定位说明

《太平圣惠方》中记载："穴点以差讹，则治病全然纰缪。" 从古至今，历代医家也都非常重视穴位的定位，因为定位是否准确会直接影响到疗效的优劣。要取准穴位，不仅要左右与前后互相参考，还要懂得最基本的中医术语——寸。

下文中所提到的寸，即同身寸，是依据受术者手指测量出来的尺寸。因小儿高矮、胖瘦不同，因此"寸"不是绝对长度。示意图如下：

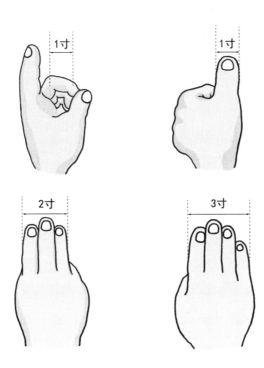

头面部常用穴位

1. 百会

取穴方法：两耳耳尖连线与头顶正中线的交点。

主要作用：安神镇惊、升阳举陷。

治疗疾病：头痛、惊风、烦躁、胃下垂、遗尿、肛门脱垂等。

2. 四神聪

取穴方法：头顶，百会穴前后左右各旁开 1 寸的四个穴位。

主要作用：镇静安神、醒脑开窍、清利头目。

治疗疾病：头痛、眩晕、健忘、失眠、癫痫等。

3. 天门

取穴方法：眉心直上至前发际线连成的直线。

主要作用：疏风解表、开窍醒脑、镇静安神。

治疗疾病：风寒感冒、发热、头痛、流涕等症，或治疗精神萎靡、惊恐不安等症。

4. 坎宫

取穴方法：眉头至眉尾所连成的横线。

主要作用：疏风解表、醒脑明目、止头痛。

治疗疾病：外感发热、头痛、目赤肿痛。

5. 天宗

取穴方法：肩胛骨冈下窝中央的凹陷处，与第四胸椎平行。

主要作用：生发阳气、舒筋活络、理气消肿、行气宽胸。

治疗疾病：小儿肌性斜颈、臂丛神经损伤、脑性瘫痪、颈项强直、肩胛部疼痛、咳嗽、气喘、近视等疾病。

6. 印堂

取穴方法：眉心正中凹陷处。

主要作用：明目通鼻，疏风清热，宁心安神。

治疗疾病：头痛、眩晕、失眠、鼻出血、鼻炎、小儿惊风等。

7. 睛明

取穴方法：目内眦（即内眼角）内上方眼眶内侧壁凹陷中。

主要作用：清热明目。

治疗疾病：眼部疾病，如近视、色盲和眼睛红肿、疼痛等。

8. 攒竹

取穴方法：位于面部，眉毛内侧边缘凹陷处（当眉头陷中，眶上切迹处）。

主要作用：清热明目、祛风明目、祛风通络。

治疗疾病：口眼歪斜、头痛、视物不清、目赤肿痛、眼疲劳、假性近视、迎风流泪等。

9. 鱼腰

取穴方法：瞳孔直上，眉毛中。

主要作用：疏经通络、清热明目。

治疗疾病：目赤肿痛、眼睑下垂、近视、面瘫、三叉神经痛等。

10. 太阳

取穴方法：眉尾后方的凹陷处。

主要作用：疏风解表、清热明目、止头痛。

治疗疾病：外感头痛、发热、鼻塞、目赤肿痛、近视等。

11. 四白

取穴方法：瞳孔直下，眶下孔凹陷处。

主要作用：清热明目、疏经通络。

治疗疾病：近视、口眼歪斜、头痛、眩晕。

12. 耳后高骨

取穴方法：耳后入发际高骨处。

主要作用：疏风解表、安神除烦。

治疗疾病：感冒、发热、头痛、烦躁。

13. 听宫

取穴方法：紧贴耳屏正中前方，张口凹陷处。

主要作用：聪耳、利牙关。

治疗疾病：耳鸣、耳聋、牙痛、张口困难、癫狂、癫痫等。

14. 迎香

取穴方法：鼻翼旁，鼻唇沟中按及凹陷处。

主要作用：宣肺气、通鼻窍。

治疗疾病：由外感或慢性鼻炎所致的鼻塞、流涕等。

15. 地仓

取穴方法：瞳孔直下，嘴角外侧旁开 0.4 寸。

主要作用：舒筋通络、活血化瘀。

治疗疾病：口角歪斜、流涎（流口水）、言语不利（即说话不清）。

16. 颊车

取穴方法：下颌角前上方，咬紧上下牙时肌肉隆起最高点。

主要作用：祛风清热、开关通络。

治疗疾病：牙痛、牙关紧闭、面瘫、腮腺炎、下颌关节炎等。

17. 承浆、夹承浆

取穴方法：下嘴唇下方正中凹陷处，左右各旁开 1 寸为夹承浆。

主要作用：祛风通络、通调任督。

治疗疾病：口角歪斜、牙龈肿痛、流口水等。

18. 廉泉

取穴方法：喉结上方，舌骨的上缘凹陷处。

主要作用：疏通活络、清利咽喉。

治疗疾病：舌咽肿痛、舌肌萎缩、流涎（流口水）、言语不利、吞咽困难。

19. 风府

取穴方法：后发际正中直上 1 寸，枕外隆骨下，两侧侧方肌之间凹陷外。

主要作用：祛风邪、化湿气、清神志、利机关、通关开窍。

治疗疾病：头痛、眩晕、颈项强直、鼻衄、中风、失语、失音、痴呆、流行性感冒、咽喉肿痛等疾病。

20. 风池

取穴方法：正坐或俯卧位时，颈部后面两侧斜方肌的凹陷。

主要作用：发汗解表、祛风通络、明目止痛。

治疗疾病：外感头痛、发热、头晕目眩、颈后疼痛等。

21. 颈夹脊

取穴方法：颈部第 4、第 5、第 6 颈椎棘突下，两侧旁开 0.5 寸。

主要作用：调理气血、疏通经络。

治疗疾病：小儿颈软、抬头困难、斜颈、脑瘫等。

22. 天柱骨

取穴方法：后发际正中心至大椎穴成一直线。

主要作用：祛风散寒、降逆止呕、通络止痛。

治疗疾病：感冒、发热、呕吐、头痛、头晕、咽痛等。

23. 桥弓

取穴方法：自耳垂后下方凹陷，沿胸锁乳突肌至锁骨上窝凹陷连成的斜线。

主要作用：降逆止呕、祛风散寒、通络止痛。

治疗疾病：呕吐、感冒、发热、咽痛、头痛、头晕等。

四肢常用穴位

1. 上肢部

(1) 脾经

取穴方法：拇指第2指节指腹（第2指节外侧指根至指尖）。

主要作用：健脾利湿、清热化痰、补益气血。

治疗疾病：腹痛、腹泻、便秘、消化不良等。

(2) 肝经

取穴方法：食指第3指节指腹（食指第3指末节指横纹至指尖）。

主要作用：清肝泻火、息风镇惊、开郁散结。

治疗疾病：高热、昏迷、烦躁不安、目赤、口苦、咽干、惊风等。

(3) 心经

取穴方法：中指第3指节指腹（中指末节指横纹至指尖）。

主要作用：清热泻火、息风镇惊。

治疗疾病：高热、昏迷、烦躁、心慌、胸闷、口舌生疮、小便赤涩等。

(4) 肺经

取穴方法：无名指第3指节指腹（无名指末节指横纹至指尖）。

主要作用：补肺益气、宣肺解表、化痰止咳。

治疗疾病：感冒、发热、咳嗽、胸闷、气喘等。

(5) 肾经

取穴方法：小指第3指节指腹（小指末节指横纹至指尖）。

主要作用：补肾益脑、温养下元、清热利湿。

治疗疾病：先天不足、久病体虚诸证，如久泻、虚喘、小便频急等。

（6）胃经

取穴方法：手掌朝上，拇指近端第1节（拇指根部至拇指指横纹）。

主要作用：健脾和胃、降逆止呕。

治疗疾病：呕吐、嗳气、烦渴易饥、腹胀、消化不良等。

（7）大肠经

取穴方法：掌心向前，食指外侧，食指尖与虎口的连线。

主要作用：温中止泻、清肠导滞、涩肠固脱。

治疗疾病：腹泻、腹胀、便秘、痢疾等肠腑疾病。

（8）小肠经

取穴方法：掌心向前，小指内侧，指尖与指根的连线。

主要作用：清热利尿、温补下元。

治疗疾病：小便赤涩、尿频、尿急、遗尿等。

（9）肾顶

取穴方法：小指的顶端。

主要作用：收敛元气、固表止汗。

治疗疾病：自汗、盗汗等。

（10）肾纹

取穴方法：手掌面，小指第2指间关节横纹处。

主要作用：祛风明目、散瘀消结。

治疗疾病：目赤肿痛、口疮、高热、手心发冷等 。

（11）四横纹

取穴方法：掌面食、中、无名、小指第1指间关节横纹处。

主要作用：退热除烦、散瘀消结、调和气血。

治疗疾病：疳积、腹胀、腹痛、消化不良、胸闷、气喘等。

（12）小横纹

取穴方法：掌心朝上，食、中、无名、小指的指根横纹处。

主要作用：退热、消胀、散结。

治疗疾病：烦躁、口舌生疮、口唇破烂、腹胀等。

(13) 掌小横纹

取穴方法：掌心朝上，小指根下的掌横纹处。

主要作用：清热散结、宽胸宣肺、化痰止咳。

治疗疾病：痰热喘咳、口舌生疮等。

(14) 板门

取穴方法：大鱼际平面。

主要作用：健脾和胃、消食化滞、止泻、止呕。

治疗疾病：食积、腹胀、食欲不振、呕吐、腹泻、气喘、嗳气等。

(15) 内劳宫

取穴方法：掌心中，握拳时中指、无名指指尖中间。

主要作用：清热除烦。

治疗疾病：发热、心烦、口渴、口舌生疮等。

(16) 外劳宫

取穴方法：手背，与内劳宫相对处。

主要作用：温阳散寒、升阳举陷、发汗解表。

治疗疾病：风寒感冒、腹痛、腹胀、腹泻、脱水、遗尿、疝气。

(17) 内八卦

取穴方法：以手掌心为圆心，以圆心至中指末节指横纹约 2/3 的距离为半径所作圆周。

主要作用：宽胸利膈、理气化痰、行滞消食。

治疗疾病：咳嗽、咳痰、胸闷、腹胀、食欲不振等。

(18) 外八卦

取穴方法：手背，与内八卦相对处。

主要作用：宽胸理气、通滞散结。

治疗疾病：胸闷、腹胀、大便干结等。

(19) 小天心

取穴方法：大小鱼际交接处的凹陷中。

主要作用：清热镇惊、明目安神、利尿。

治疗疾病：惊风、抽搐、烦躁不安、夜啼、小便赤涩、目赤痛等。

(20) 阴、阳池

取穴方法：小天心穴的两侧，拇指侧为阳池穴，小指侧为阴池穴。

主要作用：调和脏腑、平衡阴阳、利痰散结。

治疗疾病：感冒发热、寒热往来（恶寒、发热交替出现）、肠炎、咳痰、胸闷等。

(21) 内关

取穴方法：掌侧腕横纹上 2 寸，掌长肌腱与桡侧腕屈肌腱之间。

主要作用：宁心安神、降逆和胃。

治疗疾病：心痛、呃逆、胃痛、腹痛等。

(22) 三关

取穴方法：掌心朝上，前臂外侧，阳池穴至曲池穴连成的直线。

主要作用：补气行气、温阳散寒、发汗解表。

治疗疾病：四肢发冷、腹痛、腹泻、斑疹等一切虚、寒性病证。

(23) 天河水

取穴方法：前臂正中，总筋至洪池（曲泽）连成的直线。

主要作用：清热解表、泻火除烦。

治疗疾病：外感发热、潮热、内热、烦躁不安、口渴、惊风等一切热证。

(24) 六腑

取穴方法：前臂内侧，阴池穴至肘尖成一直线。

主要作用：清热凉血、解毒。

治疗疾病：高热、烦渴、惊风、咽痛、便秘、腮腺炎等一切实热病证。

(25) 合谷

取穴方法：握拳，虎口肌肉隆起最高处。

主要作用：清热解表、明目聪耳、止痛。

治疗疾病：头面五官病症、多汗、少汗、上肢疼痛、上肢不遂。

(26) 五指节

取穴方法：手背，五指第一指间关节处。

主要作用：镇惊安神、祛痰平喘、利关节。

治疗疾病：小儿惊风、睡卧不安、咳痰、咳喘、指间关节屈伸不利等。

(27) 上马（二人上马）

取穴方法：手背小指与无名指掌指关节后的凹陷处。

主要作用：滋阴补肾、顺气散结。

治疗疾病：牙痛、腹痛、潮热、烦躁、咳嗽等。

(28) 二扇门

取穴方法：掌背，食、中指间与中指、无名指之间的指根交接处。

主要作用：发汗解表、清热平喘。

治疗疾病：外感风寒、发热、无汗、咳嗽等。

(29) 一窝风

取穴方法：手背，腕横纹正中凹陷处。

主要作用：温中行气、散寒止痛。

治疗疾病：肠鸣、腹痛、腕关节疼痛、活动不灵活等。

(30) 外关

取穴方法：腕背横纹上 2 寸，尺、桡骨中间。

主要作用：解表清热、解痉止痛、通经活络。

治疗疾病：头痛、发热、上肢活动不灵活等。

（31） 膊阳池

取穴方法：手背腕横纹中央凹陷向后 3 寸。

主要作用：止头痛、通大便、利小便。

治疗疾病：感冒头痛、大便秘结、小便短少、频数。

（32） 老龙

取穴方法：中指指甲根中间向后 0.1 寸。

主要作用：醒神开窍、回阳救急。

治疗疾病：昏迷、四肢抽搐等急症。

（33） 曲池

取穴方法：屈肘成 45°，肘关节外侧，肘横纹尽头按之凹陷处。

主要作用：清热疏风、消肿止痒。

治疗疾病：热病、咽痛、风疹、上肢不遂。

（34） 尺泽

取穴方法：肘窝，肱二头肌肌腱外侧的凹陷处。

主要作用：清热疏风、消肿止痒。

治疗疾病：热病、咽痛、风疹、上肢不遂。

（35） 极泉

取穴方法：腋窝中央，腋动脉搏动处。

主要作用：舒筋活血、宽胸理气。

治疗疾病：心悸、胸闷、肘臂痛、上肢不遂。

2. 下肢部常用穴位

（1） 环跳

取穴方法：小儿俯卧时，臀部凹陷处。

主要作用：疏通经络、活血止痛。

治疗疾病：坐骨神经痛、下肢麻痹、脑血管病后遗症（下肢偏瘫、痉挛等）、腰腿痛、髋关节及周围软组织疾病等。

(2) 承扶

取穴方法：臀下横纹的中点。

主要作用：舒筋活络，通便消痔。

治疗疾病：腰腿痛、下肢瘫痪、痉挛、痔疮等。

(3) 足三里

取穴方法：在小腿外侧，犊鼻下3寸。

主要作用：调和脾胃、补益气血、通腑化浊。

治疗疾病：胃痛、呕吐、呃逆（打嗝）、腹胀、腹痛、消化不良、泄泻、便秘、失眠、体虚、瘦弱、水肿、膝痛等。

(4) 胆囊

取穴方法：小腿外侧上部，当腓骨小头下方凹陷处。

主要作用：疏肝利胆。

治疗疾病：黄疸、胆囊炎、下肢麻痹、瘫痪、胸胁痛、口眼歪斜等。

(5) 委中

取穴方法：腘窝正中，腘横纹中点处。

主要作用：舒筋通络、清热凉血、祛风除湿。

治疗疾病：腰背痛、腹痛、急性呕吐、中暑等。

(6) 丰隆

取穴方法：外踝尖上8寸，胫骨旁开两横指处。

主要作用：化痰除湿。

治疗疾病：头痛、眩晕、咳嗽痰多、肥胖等。

(7)　前承山

取穴方法：小腿前胫骨旁，与后承山相对。

主要作用：疏经通络、止抽搐。

治疗疾病：下肢无力、小腿抽搐、惊风等。

(8)　后承山

取穴方法：当伸直小腿或足跟上提时，腓肠肌肌腹下的凹陷处。

主要作用：行气活血、舒筋通络、止抽搐。

治疗疾病：下肢无力、疼痛、抽搐等。

(9)　三阴交

取穴方法：内踝尖直上3寸，胫骨后缘。

主要作用：健脾利湿、调补肝肾。

治疗疾病：腹痛、腹胀、泄泻、下肢无力等。

(10)　解溪

取穴方法：踝关节前面中央凹陷中。

主要作用：通经络、止抽搐、利关节。

治疗疾病：下肢无力、抽搐、踝关节屈伸不灵活等。

(11)　溪

取穴方法：内踝尖与跟腱之间的凹陷。

主要作用：滋阴补肾。

治疗疾病：下肢瘫痪、足跟痛、踝关节屈伸不灵活等。

(12)　涌泉

取穴方法：屈曲足趾，足掌心前下方凹陷中。

主要作用：引火归元、退虚热。

治疗疾病：发热、呕吐、腹泻、心烦、手足心热、失眠等。

胸腹部常用穴位

1. 天突

取穴方法：胸骨上窝中央。

主要作用：理气化痰、止咳平喘、降逆止呕。

治疗疾病：咳嗽、喘息、呕吐、呃逆（打嗝）等。

2. 膻中

取穴方法：胸前正中线，两乳头连线中点。

主要作用：宽胸理气、止咳化痰、降逆止呕。

治疗疾病：胸闷、咳嗽、咳痰、气喘、呃逆（打嗝）、呕吐等。

3. 乳根

取穴方法：乳头（第 4 肋间隙）直下 1 个肋间隙。

主要作用：宽胸理气、止咳化痰。

治疗疾病：胸闷、咳嗽、咳痰、气喘等。

4. 乳旁

取穴方法：乳头旁开 0.2 寸。

主要作用：宽胸理气、止咳化痰。

治疗疾病：胸闷、咳嗽、咳痰、气喘等。

5. 中脘

取穴方法：脐上 4 寸（即肚脐与剑突连线的中点）。

主要作用：健脾和胃、降逆止呕。

治疗疾病：腹痛、腹胀、消化不良、厌食、呕吐等。

6. 肋

取穴方法：从腋下两胁至天枢处。

主要作用：宽胸理气、降气化痰。

治疗疾病：胸闷、胁痛、咳痰、气喘。

7. 天枢

取穴方法：肚脐旁开 2 寸。

主要作用：调和肠腑、理气消滞。

治疗疾病：腹痛、肠鸣、腹胀、腹泻、便秘、积食等。

8. 脐

取穴方法：肚脐。

主要作用：温阳散寒、补益气血、健脾和胃、消食导滞。

治疗疾病：腹胀、腹痛、食积、便秘、肠鸣、呕吐、腹泻。

9. 腹

取穴方法：腹部。

主要作用：健脾和胃、理气消食。

治疗疾病：腹痛、腹胀、消化不良、恶心呕吐。

10. 肚角

取穴方法：脐下 2 寸，旁开 2 寸。

主要作用：消食导滞、理气止痛。

治疗疾病：腹痛、腹胀、消化不良。

11. 丹田

取穴方法：肚脐下 2 寸到 3 寸之间。

主要作用：培补元气、通利小便。

治疗疾病：腹痛、疝气、遗尿、尿潴留（指膀胱内充满尿液而不能正常排出）、肛门脱垂等。

12. 关元

取穴方法：肚脐直下 3 寸。

主要作用：培补元气、导赤通淋。

治疗疾病：腹痛、遗尿、尿潴留、肛门脱垂、发育迟缓等。

腰背部常用穴位

1. 肩井

取穴方法：在大椎穴与肩峰连线中点。

主要作用：宣通气血、发汗解表。

治疗疾病：感冒、惊厥、上肢抬举不利。

2. 大椎

取穴方法：第 7 颈椎棘突下的凹陷中。

主要作用：清热解表、通络止痛。

治疗疾病：外感发热、咳嗽、颈项疼痛等。

3. 定喘

取穴方法：第 7 颈椎棘突下，旁开 0.5 寸。

主要作用：止咳平喘、通宣理肺 。

治疗疾病：咳嗽、哮喘、颈项疼痛等。

4. 肺俞

取穴方法：第 3 胸椎棘突下，旁开 1.5 寸。

主要作用：宣肺解表、化痰止咳。

治疗疾病：外感发热、咳嗽、咳痰等。

5. 心俞

取穴方法：第 5 胸椎棘突下旁开 1.5 寸。

主要作用：宽胸理气、通络安神。

治疗疾病：小儿惊风、遗尿、智力低下、脑性瘫痪、烦躁、盗汗等。

6. 肝俞

取穴方法：第 9 胸椎棘突下旁开 1.5 寸。

主要作用：疏肝理气、降火退热、行气止痛、养肝明目。

治疗疾病：近视、惊风、黄疸、胁痛、目赤肿痛、烦躁易怒等。

7. 胆俞

取穴方法：第 10 胸椎棘突下旁开 1.5 寸。

主要作用：清热利湿退黄、外散胆腑之热。

治疗疾病：黄疸、口苦、胁痛、潮热、呕吐等。

8. 脾俞

取穴方法：第 11 胸椎棘突下，旁开 1.5 寸。

主要作用：健脾利湿。

治疗疾病：腹泻、呕吐、厌食、消化不良等。

9. 胃俞

取穴方法：第 12 胸椎棘突下旁开 1.5 寸。

主要作用：健脾和胃、化湿消滞、外散胃腑之热。

治疗疾病：呕吐、胃脘痛、腹泻、腹胀、疳积、肠鸣、食欲不振等。

10. 肾俞

取穴方法：第 2 腰椎棘突下（命门），旁开 1.5 寸。

主要作用：滋阴补肾、温肾壮阳。

治疗疾病：腰痛、下肢无力、遗尿等。

11. 腰眼

取穴方法：第 4 腰椎棘突下，旁开约 3.5 寸。

主要作用：温补肾阳、畅达气血。

治疗疾病：腰痛、遗尿、小儿独坐困难等。

12. 大肠俞

取穴方法：第 4 腰椎棘突下，旁开 1.5 寸。

主要作用：理气降逆，调和肠胃。

治疗疾病：腹胀、腹泻、肠鸣、便秘、小儿消化不良等。

13. 小肠俞

取穴方法：位于骶部，骶正中嵴旁 1.5 寸，平第 1 骶后孔。

主要作用：通调二便、清利湿热、外散小肠腑之热。

治疗疾病：小腹胀痛、肠炎、泻痢、便秘、遗尿、疝气等。

14. 七节骨

取穴方法：命门（第 2 腰椎棘突下）至龟尾成一直线。

主要作用：温阳止泻、泻热通便。

治疗疾病：泄泻、便秘、肛门脱垂等。

15. 龟尾

取穴方法：尾椎骨末端。

主要作用：通调督脉、调理大肠、止泻、通便。

治疗疾病：泄泻、便秘、肛门脱垂、遗尿。

16. 脊柱

取穴方法：大椎至龟尾成一直线。

主要作用：和脏腑、调阴阳、理气血、通经络。

治疗疾病：发热、小儿脑瘫、小儿麻痹后遗症等。

17. 夹脊

取穴方法：第 1 胸椎至第 5 腰椎棘突下两侧，后正中线旁开 0.5 寸。

主要作用：调理气血、疏通经络。

治疗疾病：小儿脑瘫、小儿麻痹后遗症、肢端感觉异常、大小便失禁等。

手绘版儿童穴位图

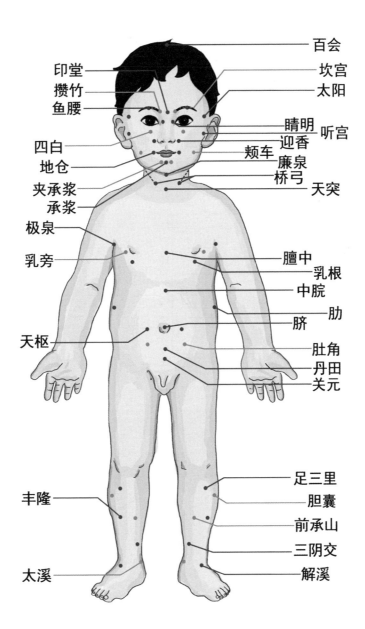

百会

印堂
攒竹
鱼腰

坎宫
太阳

睛明　听宫
迎香
颊车
廉泉
桥弓
天突

四白
地仓
夹承浆
承浆

极泉

乳旁

膻中
乳根
中脘
肋
脐
肚角
丹田
关元

天枢

足三里
胆囊
前承山
三阴交
解溪

丰隆

太溪

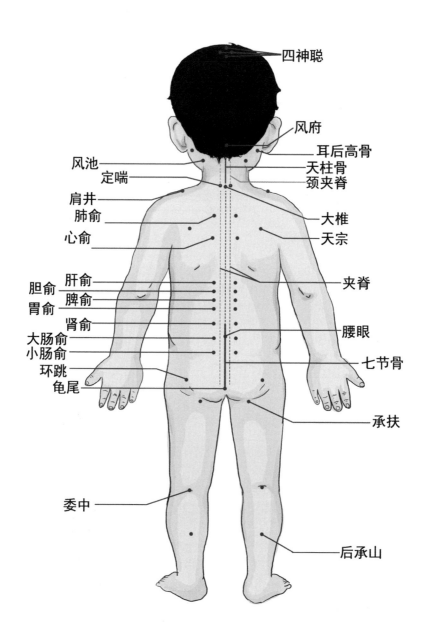

四神聪

风府

耳后高骨

风池

天柱骨

定喘

颈夹脊

肩井

肺俞

大椎

天宗

心俞

肝俞

胆俞

脾俞

夹脊

胃俞

肾俞

大肠俞

腰眼

小肠俞

七节骨

环跳

龟尾

承扶

委中

后承山

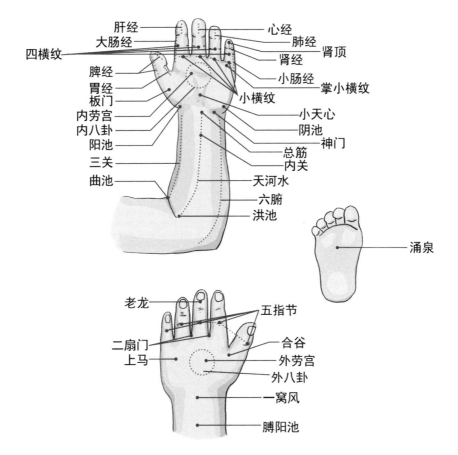

肝经　心经　肺经　肾顶　四横纹　大肠经　肾经　小肠经　掌小横纹　脾经　胃经　板门　内劳宫　内八卦　阳池　三关　曲池　小横纹　小天心　阴池　神门　总筋　内关　天河水　六腑　洪池　涌泉　老龙　五指节　二扇门　上马　合谷　外劳宫　外八卦　一窝风　膊阳池

布谷生活
让美好根植于生活

总 策 划：王黛君

监　　制：毛闽峰　赵　萌　李　娜

特约策划：冯旭梅

责任编辑：张凤娇

特约编辑：孙　鹤　徐　曼

营销编辑：杨　帆　周怡文

装帧设计：潘雪琴

封面设计：弘果文化传媒